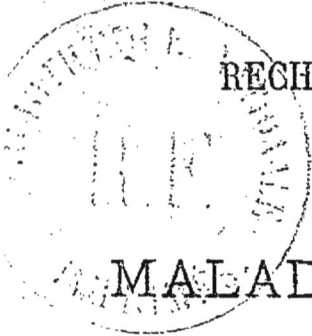

RECHERCHES HISTORIQUES

SUR LES

MALADIES DE VÉNUS

JUSTIFICATION DU TIRAGE :

10 EXEMPLAIRES SUR PAPIER DU JAPON,   N°s 1 A 10
20   ID.   ID.   DE CHINE,   N°s 11 A 30
180   ID.   ID.   VERGÉ ANGL., N°s 31 A 210

Achevé d'imprimer le 15 juillet 1883.

N°

RECHERCHES HISTORIQUES

SUR LES

MALADIES DE VÉNUS

DANS L'ANTIQUITÉ & LE MOYEN AGE

AVEC UN AVANT-PROPOS

PAR

P.-L. JACOB, BIBLIOPHILE +

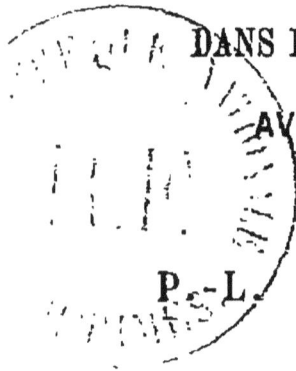
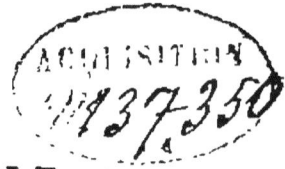

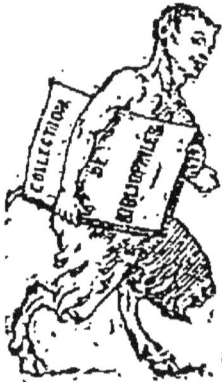

BRUXELLES

AUG. BRANCART, LIBRAIRE-ÉDITEUR

—

1883

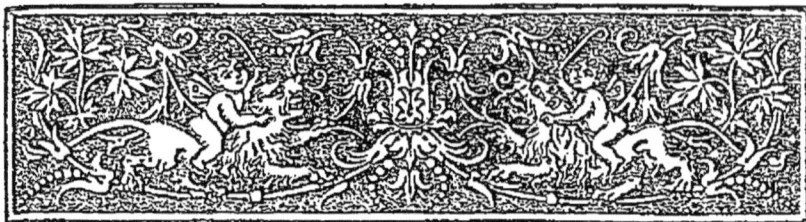

AVANT-PROPOS

CE petit livre devait être une grande histoire, il y a près de quarante ans, lorsque je formai le projet de traiter un sujet qui était encore absolument neuf, au point de vue de la science et de l'érudition, quoi qu'il fût, d'après mes idées et mes recherches, contemporain des premières sociétés humaines.

La maladie vénérienne apparaît, çà et là, dans la Bible, bien avant que le pauvre Job nous en ait offert le plus magnifique spécimen.

Cette terrible maladie, que je suivais à la trace chez les anciens peuples, en étudiant les discrètes révélations de l'histoire, avait été absolument oubliée par les historiens de la médecine, qui se contentaient de lui accorder un certificat de deux cent cinquante ans d'existence.

Mon siège était fait, ou plutôt le plan de mon siège, lorsque le docteur allemand D.-J. Rosenbaum composa et publia, dans sa langue nationale, un savant ouvrage, traduit depuis par Ch.-Victor Daremberg, sous ce titre : Histoire critique des doctrines des maladies de la peau et Histoire de la Syphilis (Paris, 1846, 2 part. in-8°), et par Santhus sous ce titre : La Syphilis dans l'antiquité (Bruxelles, 1847, in-8°).

J'avoue, à ma honte, ne pas connaître encore l'ouvrage du docteur Rosenbaum, soit l'original allemand, soit ses traductions; mais je puis me faire honneur d'avoir soutenu, avant lui, la thèse historique qui fait l'objet de son ouvrage : c'est à savoir que la maladie vénérienne remonte à la plus haute antiquité.

Le docteur Rosenbaum avait un avantage sur moi pour traiter la question ex cathedra, puisqu'il était médecin, mais j'ai sur lui l'avantage d'être un vieux fureteur de chroniques, un vieux déterteur de bouquins, et, par-dessus tout, un « abstracteur de quintessence historiale », comme aurait dit mon ami Rabelais.

Je n'ai donc fait qu'un opuscule, là où j'aurais pu faire un gros livre; mais cet opuscule suffira, ce me semble, pour établir certains faits physiologiques et historiques, que j'espère voir reconnus par des savants plus autorisés que moi. Par exemple, je crois avoir indiqué, pour la première fois, que les maladies se greffaient naturellement l'une sur l'autre, et qu'elles changeaient sans cesse de nature, de caractère et d'action, selon le tempérament des individus et suivant les influences locales et climatériques.

Je dois aussi être le premier qui ait dit que, si les médecins grecs et romains, excepté Celse, n'ont jamais parlé de la maladie vénérienne dans leurs ouvrages, c'est que cette maladie était considérée comme un châtiment de Vénus, et que les médecins, exerçant leur profession comme une espèce de sacerdoce du culte d'Esculape, ne s'attribuaient pas le droit de combattre les arrêts mystérieux de la déesse d'amour, qui présidait à la joie et au bonheur des dieux et des hommes.

La maladie de Vénus n'était donc traitée, en secret, que par les sages-femmes, les sorcières et les vendeurs de préparations magiques.

Mais ce qui m'a surtout préoccupé, c'est de prouver que la grande invasion du mal de Naples, qu'on avait surnommé le mal français, sous le règne de Charles VIII, ne provenait pas, comme en l'a répété si souvent, de la découverte de l'Amérique ; et que ce mal affreux, qu'on regardait alors comme un mal nouveau, n'avait été qu'une dernière transformation de la lèpre.

Il est incontestable que les guerres d'Italie

avaient propagé ce mal, par toute l'Europe, avec le nom originel de mal français (morbus gallicus), *parce que les troupes de l'armée française en étaient atteintes, quand elles rentrèrent en France, après l'année 1495; mais il est incontestable aussi qu'à cette époque, le mal de Naples (pour l'appeler de son véritable nom, puisqu'il venait du royaume de Naples, et probablement de la Calabre) n'était pas encore la maladie vénérienne, proprement dite, qui n'en fut que la dégénérescence et l'application spéciale, lorsqu'on lui eut donné le nom de* grosse vérole.

Le mal de Naples avait été d'abord une maladie épidémique et contagieuse, qui s'emparait de tout l'organisme et qui s'accusait par d'effrayants symptômes. Mais le mal n'était pas encore exclusivement vénérien, puisqu'il se communiquait par l'haleine et par le simple contact.

Le mal primitif, mal de Naples *ou* mal français, *est signalé à la fois à Venise, à Rome, et à Strasbourg, en 1497, par des publications médicales. Nic. Leoviceno, à Venise, le nomme* Morbus gallicus; *Gaspard Torella, à Rome, ne le désigne que par un nom nouveau,* Pudendagra, *qui se rapporte à l'action du mal sur les parties sexuelles, et Widman, à Strasbourg, ne s'occupe que des pustules et des chancres, qu'il qualifie du nom vulgaire de* Mal de Franzos.

Ce fut justement au mois de mars 1497, que le Parlement de Paris rendit une ordonnance pour l'expulsion des malades atteints de la grosse vérole. En 1498, les médecins, qui à Rome et à Vienne écrivent sur la maladie déjà répandue partout, s'obstinent à lui laisser son nom d'origine : Scanarolo, *à* Rome, *l'appelle* Morbus gallicus; *Barth.* Stéber, *à* Vienne, Malafranzos, Morbus Gallorum. *Mais ce nom-là semble disparaître en 1500, où F. Pintor se borne à qualifier le mal, de* honteux *et de* secret (de morbo fædo et secreto).

En 1519, l'ami et l'assesseur de Luther, le grand théologien Ulric de Hutten, qui avait été deux fois atteint de ce mal honteux *et* secret, *mais qui ne s'en cachait pas, fit imprimer à Mayence un traité sur la maladie contagieuse et non encore vénérienne :* De guaiaci medicina et morbo gallico liber unus *(Moguntiæ,* in ædibus Jo. Schoeffer, *1519, in-4º).*

Cet opuscule fut traduit en français, sous ce titre : L'Expérience et approbation Ulrich de Hutem *(sic),* notable chevalier, touchant la médecine du boys dict guaiacum, pour circonvenir et déchasser la maladie induement appellée françoise, aincoys par gens de meilleur jugement est dicte et appellée la maladie de Naples, *traduite et interpretée par maistre Jehan Cheradame, hypocratos estudyant* (Imprimé à Paris, pour Jehan Trepperel, *sans date, pet. in-4º goth.).*

C'est la première protestation qui ait été faite contre l'injurieuse calomnie des Napolitains, attribuant aux Français l'importation de cette affreuse maladie qu'ils avaient rapportée dans leur pays à la suite de l'expédition de Naples. Quant à la maladie elle-même, il est certain qu'elle n'était pas encore vénérienne, du moins généralement, puisqu'un des plus illustres apôtres et défenseurs de la Réforme n'hésitait pas à déclarer qu'il en avait été atteint et par deux fois.

On persista cependant, en Italie et en Allemagne, à maintenir le nom de mal français dans les publications médicales qui concernaient cette maladie. En France même, ce nom-là se perpétuait dans la science.

Un médecin français, Jacques de Bethencourt, avait fait paraître, à Paris, en 1527, l'ouvrage suivant : Nova pœnitentialis quadragesima nec non purgatorium in morbum gallicum.

Mais, lorsque le mal eut cessé d'être épidémique et contagieux, pour devenir simplement vénérien, on cessa de l'appeler le mal français, ou le mal de Naples. Th. de Hery, médecin de Diane de Poitiers, mit au jour, en 1552, la Méthode curative de la maladie vénérienne, qui, dès lors, ne porta plus d'autre nom générique.

Cette maladie, qu'un médecin de Toulouse, Oger Ferrier, seigneur de Castillon, voulut rattacher exclusivement à l'Amérique, dans son livre De lue hispanica (Parisiis, 1564, in 8º), n'était autre, avec des variantes symptomatiques, que celle qui avait existé partout et de tout temps depuis l'antiquité.

Dans mes recherches historiques sur les maladies de Vénus, j'avais découvert aussi, le premier, que François Rabelais avait créé à Lyon un dispensaire, dont il était le chef, pour le traitement de ces maladies, au moyen des sudorifiques, et je me suis autorisé de ce fait curieux, pour attribuer à Rabelais un petit ouvrage rarissime intitulé : Le Triumphe de très haulte et puissante dame Vérolle, royne du Puy d'amour, nouvellement composé par l'Inventeur de menus plaisirs honnestes (Lyon, Francoys Juste, 1539, in-8º), qu'on avait toujours attribué à Jean Le Maire de Belges, parce que ce singulier poème était suivi des Contes de Cupidon et d'Atropos, qui sont bien de Jean Le Maire. Il est probable que Rabelais se qualifiait Inventeur de menus plaisirs honnestes, parce qu'il avait imaginé de distraire et d'amuser, par des contes, les malheureux malades, ses vérolés très précieux, condamnés à rester immobiles, dans des étuves bouillantes, durant des heures entières.

L'histoire de la Syphilis dans l'antiquité et au moyen âge, que j'avais entreprise autrefois, ne verra sans doute jamais le jour, quoique j'aie réuni tous les matériaux nécessaires pour l'écrire ; mais, du moins, le modeste essai que je publie, essai qui avait obtenu l'approbation du plus illustre spécialiste, M. le docteur Ricord, pourra donner une idée du grand ouvrage que je préparais, il y a quarante ans, sur les origines des maladies de Vénus.

P.-L. JACOB, BIBLIOPHILE.

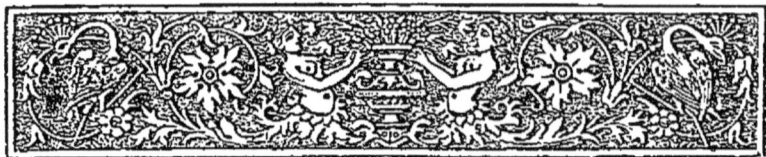

RECHERCHES HISTORIQUES

SUR

LES MALADIES DE VÉNUS

———

CHAPITRE I.

L'ÉPOUVANTABLE amas de débauches de tous genres, dans la fange desquelles se vautrait la société romaine, sous le règne des empereurs, ne pouvait manquer de corrompre la santé publique. Quoique les poètes, les historiens et même les médecins de l'antiquité se taisent sur ce sujet, qu'ils auraient craint de présenter sous un jour déshonorant, quoique les fâcheuses conséquences de ce qu'un écrivain du xiiie siècle appelle l'amour impur (*impura Venus*) aient laissé fort peu de traces dans les écrits satiriques, comme dans les traités de matière médicale qui nous restent des anciens, il est impossible de méconnaître que la dépravation des mœurs avait multiplié chez les Romains le germe et les ravages des maladies de Vénus. Ces maladies étaient certainement très nombreuses, toujours fort tenaces et souvent terribles; mais elles ont été à peu près négligées ou du moins rejetées dans l'ombre par les médecins et les naturalistes grecs et romains.

Nous ne pouvons hasarder que des conjectures philosophiques sur les causes de cet oubli et de ce silence général. En l'absence de toute indication claire et formelle à cet égard, nous sommes réduits à supposer que des motifs religieux empêchaient d'admettre parmi les maladies ostensibles celles qui affectaient les organes de la génération et qui avaient pour origine une

débauche quelconque. Les anciens ne voulaient pas faire injure aux dieux qui avaient
accordé aux hommes le bienfait de l'amour,
en accusant ces mêmes dieux d'avoir mêlé
un poison éternel à cette éternelle ambroisie;
les anciens ne voulaient pas qu'Esculape,
l'inventeur et le dieu de la médecine, en-
trât en lutte ouverte avec Vénus, en
essayant de porter remède aux vengeances
et aux châtiments de la déesse. En un mot,
les maladies des organes sexuels, peu connues, peu étudiées en Grèce comme à Rome,
se cachaient, se déguisaient, comme si elles
frappaient d'infamie ceux qui en étaient
atteints et qui se soignaient en cachette
avec le secours des magiciennes et des ven-
deuses de philtres.

Les maladies vénériennes furent sans
doute moins fréquentes et moins compli-
quées chez les Grecs que chez les Romains,
parce que la prostitution était loin de
faire les mêmes ravages à Athènes qu'à
Rome. Il n'y avait pas en Grèce comme
dans la capitale du monde romain, une
effroyable promiscuité de tous les sexes, de

tous les âges, de toutes les nations. Le
libertinage grec, qui relevait un certain
prestige de sentiment et d'amour idéal,
n'avait pas ouvert les bras, comme le libertinage romain, à toutes les débauches étrangères : le premier avait toujours, même
dans ses plus grands excès, conservé ses
instincts de délicatesse, tandis que le second
s'était abandonné à ses plus grossiers appé-
tits, et avait poussé aux dernières limites
la brutalité matérielle...

On ne peut douter que de graves accidents de contagion secrète n'aient accompagné l'invasion de la *luxure asiatique*
dans Rome. Ce fut vers l'an de Rome 568,
187 avant Jésus-Christ, que cette luxure
asiatique, comme l'appelle saint Augustin
dans son livre de la *Cité de Dieu*, fut apportée en Italie par le proconsul Cneius Manlius, qui avait soumis la Gallo-Grèce et
vaincu Antiochus-le-Grand, roi de Syrie.
Cneius Manlius, jaloux d'obtenir les hon-
neurs du triomphe, qui ne lui fut pourtant
pas décerné, avait amené avec lui des dan-
seuses, des joueuses de flûte, des courti-

sanes, des eunuques, des efféminés et tous les honteux auxiliaires d'une débauche inconnue jusqu'alors dans la République romaine. Les premiers fruits de cette débauche furent évidemment des maladies sans nom qui attaquèrent les organes de la génération, et qui se répandirent dans le peuple, en s'aggravant, en se compliquant l'une par l'autre.

« Alors, dit saint Augustin, alors seulement des lits incrustés d'or, des tapis précieux apparaissent; alors des joueuses d'instruments sont introduites dans les festins, et avec elles beaucoup de perversités licencieuses (*tunc, inductæ in convivia psalteriæ et aliæ licentiosæ nequitiæ*). »

Ces joueuses d'instruments venaient de Tyr, de Babylone et des villes de la Syrie, où, depuis une époque immémoriale, les sources de la vie étaient gâtées par d'horribles maladies nées de l'impudicité.

Les livres de Moïse témoignent de l'existence de ces maladies chez les Juifs, qui les avaient prises en Egypte et qui les avaient retrouvées plus redoutables parmi les populations de la Terre promise. Les Hébreux détruisirent presque complètement ces populations ammonites, madianites, chananéennes ; mais celles-ci, en disparaissant devant eux, leur avaient légué, comme pour se venger, une foule d'impuretés qui altérèrent à la fois leurs mœurs et leur sang. Il n'y eut bientôt pas au monde une race d'hommes plus vicieuse et plus malsaine que la race juive. Les peuples voisins de la Judée, ces antiques desservants de la prostitution sacrée, mettaient du moins plus de raffinements et de délicatesse dans leurs débordements, et, par conséquent, chacun était meilleur gardien de son corps et de sa santé. La Syrie tout entière, néanmoins, il faut le constater, renfermait un foyer permanent de peste, de lèpre et de mal vénérien (*lues venerea*). Ce fut à ce dangereux foyer que Rome alla chercher des plaisirs nouveaux et des maladies nouvelles.

Nous avons déjà soutenu cette thèse, qui n'est point un paradoxe et que la science appuierait au besoin sur des bases solides, le vice contre nature, que Moïse, seul entre

tous les législateurs avant Jésus-Christ,
avait frappé de réprobation, n'existait, ne
pouvait exister à l'état de tolérance dans
toute l'antiquité, que par suite des périls
fréquents, continus, qui troublaient l'ordre
régulier des plaisir naturels. Les femmes
étaient souvent malsaines, et leur approche, en certaines circonstances, sous
des influences diverses de tempérament,
de saison, de localité, de genre de vie,
entraînait de fâcheuses conséquences pour
la santé de leurs maris ou de leurs amants.
Les femmes les plus saines, les plus pures,
cessaient de l'être tout à coup par des
causes presque inappréciables, qui échap-
paient aux précautions de l'hygiène comme
aux remèdes de la médecine. La chaleur
du climat, la malpropreté corporelle, l'indisposition mensuelle du sexe féminin, les
dégénérescences de cette indisposition ordinaire, les flueurs blanches, les suites de
couches et d'autres raisons accidentelles
produisaient des maladies locales qui
variaient de symptômes et de caractères,
selon l'âge, l'organisation, le tempérament

et le régime du sujet. Ces maladies étranges, dont l'origine restait à peu près inconnue, et dont la guérison radicale était fort longue, fort difficile et même impossible en différents cas, entouraient d'une sorte de défiance les rapports les plus légitimes entre les deux sexes. On regardait, d'ailleurs, comme une souillure presque indélébile toute inflammation, toute infirmité, tout affaiblissement des forces génératrices. On mettait sur le compte des mauvais sorts, des mauvais esprits et des mauvaises influences, ces germes empoisonnés, qui se cachaient dans les plus tendres caresses d'une femme aimée, et l'on en venait bientôt à redouter ces caresses qu'on avait tant désirées avant de connaître ce qu'elles renfermaient de perfide et d'hostile.

Voilà comment la crainte et quelquefois le dégoût éloignèrent du commerce des femmes les hommes que l'expérience avait éclairés sur les phénomènes morbides qui semblaient attachés à ce commerce; voilà comment un honteux

désordre d'imagination avait essayé de
changer les lois physiques de l'humanité et
d'enlever aux femmes le privilège de leur
sexe, pour le transporter à des êtres bâtards
et avilis, qui consentaient à n'être plus
d'aucun sexe, en devenant les instruments
dociles d'une hideuse débauche. Il est vrai
que d'autres maladies d'un genre plus ré-
pugnant et non moins contagieux s'enra-
cinèrent parmi la population, avec le goût
dépravé qui les avait fait naître et qui les
métamorphosait sans cesse; mais ces maladies étaient moins répandues que celles
des femmes, et sans doute on pouvait
mieux s'en garantir. On comprend aussi
que dans toutes ces maladies mystérieuses,
la lèpre endémique dans tout l'Orient,
prenait figure et se montrait sous les
formes les plus capricieuses, les plus inex-
plicables.

Les médecins de l'antiquité, on a tout
lieu de le croire, se refusaient au traitement
des maux de l'une ou de l'autre Vénus
(*utraque Venus*), puisque ces maux avaient,
à leurs yeux, comme aux yeux de la foule,

un air de malédiction divine, un sceau
d'infamie. Les malheureux qui en étaient
atteints recouraient donc, pour s'en débar-
rasser, à des pratiques religieuses, à des
recettes d'empirisme vulgaire, à des œuvres
ténébreuses de magie. Ce fut là surtout ce
qui fit la puissance des sciences occultes et
de l'art des philtres ; ce fut là pour les
prêtres, ainsi que pour les magiciens, un
moyen de richesse et de crédit. Cette contagion vénérienne, qui résultait inévitablement d'un commerce impur, était toujours
considérée comme un châtiment céleste,
ou comme une vengeance infernale; la
victime de la contagion, loin de se plaindre
et d'accuser l'auteur de son infortune,
s'accusait elle-même et ne cherchait qu'en
soi les motifs de cette douloureuse épreuve.
De là, bien des offrandes, bien des sacrifices
dans les temples ; de là, bien des invocations
magiques au fond des bois ; de là, l'inter-
vention officieuse des vieilles femmes, des
enchanteurs et de tous les charlatans subal-
ternes qui vivaient aux dépens de la
prostitution. Il est impossible de compren-

dre autrement le silence des écrivains grecs et romains au sujet des maladies honteuses, qui étaient autrefois plus fréquentes et plus hideuses qu'elles ne le sont aujourd'hui. Ces maladies, les médecins proprement dits ne les soignaient pas, excepté en cachette; et ceux qui en étaient infectés, hommes et femmes, ne les avouaient jamais, alors même qu'ils devaient en mourir. La lèpre, d'ailleurs, cette affection presque incurable qui se transformait à l'infini et qui à ses différents degrés offrait les syptômes les plus multiples, la lèpre servait de prétexte unique à toutes les maladies vénériennes; la lèpre, aussi, les engendrait, les modifiait, les augmentait, les dénaturait et leur donnait essentiellement l'apparence d'une affection cutanée. Il est bien clair que la lèpre et les maladies vénériennes, en se confondant, en se combinant, en s'avivant réciproquement, avaient fini par s'emparer de l'économie et par laisser un virus héréditaire dans tout le corps d'une nation; ainsi, la grande lèpre appartenait traditionnellement au peuple juif; la petite lèpre ou le mal de Vénus (*lues venerea*), au peuple syrien.

Quand ce mal vint à Rome avec les Syriennes que Cneius Manlius y avait transplantées, comme pour fonder dans sa patrie une école de plaisir, Rome, déjà victorieuse et maîtresse d'une partie du monde, Rome n'avait pas de médecins. On ne les avait tolérés dans l'intérieur de la ville, que par des circonstances exceptionnelles, en temps de peste et d'épidémie. Mais, une fois la santé publique hors de péril, les médecins grecs qu'on avait appelés étaient éconduits avec ce dédain que le peuple de Romulus, aux époques de sa grossière et sauvage indépendance, témoignait pour les arts qui fleurissent à la faveur de la paix. Les Romains, il est vrai, avait mené jusque là une vie rude, laborieuse, austère, frugale ; ils ne connaissaient guère d'autre maladie que la mort, suivant l'expression d'un vieux poète, et leur robuste nature, exercée de bonne heure aux fatigues et aux privations, ne craignait d'infirmités que celles qui étaient causées

par des blessures reçues à la guerre. Toute
la médecine dont ils avaient besoin se
bornait donc à la connaissance des plantes
vulnéraires et à la pratique de quelques
opérations chirurgicales. Leur sobriété et
leur continence les mettaient alors à l'abri
des maux qui sont produits par les excès
de table et par la débauche. Ceux qu'un
vice odieux, familier aux Faunes et aux
Aborigènes leurs ancêtres, avait souillés de
quelque hideuse maladie, se gardaient bien
de la répandre et en mouraient, plutôt que
d'en chercher le remède et de révéler leur
turpitude. Au reste, dans ces temps d'innocence ou plutôt de pudeur, toutes les maladies qui s'attachaient aux parties honteuses,
quels que fussent d'ailleurs leurs diagnostics, étaient confondues dans une seule
dénomination, qui témoigne de l'horreur
qu'elles inspiraient : *morbus indecens*. La
pensée et l'imagination évitaient de s'arrêter sur les particularités distinctives de
différentes affections qu'on désignait de la
sorte. Il est permis cependant d'indiquer,
sinon de décrire et d'apprécier, celles qui

se montraient le plus fréquemment. C'était
la *marisca*, tumeur cancéreuse ayant la
grosseur d'une grande figue dont elle por-
tait le nom et obstruant le fondement ou
même quelquefois débordant au dehors et
se propageant autour de l'anus. Quand cette
tumeur était moins grosse, on l'appelait
ficus ou figue ordinaire ; quand elle se
composait de plusieurs petites excroissances
purulentes, on la nommait *chia*, qui était
aussi le nom grec de la petite figue sauvage.

Chez les femmes, ce mal prenait souvent
le caractère d'un écoulement plus ou moins
âcre, parfois sanguinolent, toujours fétide,
dont le nom générique *fluor* demandait une
épithète que la nature du mal se chargeait
de prescrire. Mais le *morbus indecens* présentait encore peu de variétés, et lorsqu'il
avait atteint une victime ou plutôt un coupable, de l'un ou de l'autre sexe, il n'allait
pas se greffer ailleurs et engendrer d'autres
espèces de fruits impurs : le mal, livré à
lui-même, faisait des ravages incurables et
dévorait secrètement le malade, dont les
bains et les frictions ne faisaient que pro-

longer le déplorable état. Il arrivait pourtant quelquefois que, chez un tempérament énergique, le mal avait l'air de céder et de disparaître pour un temps ; il revenait ensuite à la charge avec plus de ténacité et sous des formes plus malignes. Il n'y avait, au reste, que la magie et l'empirisme qui osassent lutter contre les tristes effets du *morbus indecens*. Les seuls médecins qui fussent alors à Rome étaient de misérables esclaves, juifs ou grecs, dont toute la pharmacopée se composait de philtres, de philactères, de talismans et de pratiques superstitieuses : cette médecine-là semblait faite exprès pour des maladies que les malades attribuaient volontiers, pour s'épargner la honte d'en avouer la cause, à la fatalité, à l'influence malfaisante des astres et des démons, à la vengeance des dieux, à la volonté du destin.

Il ne faut pas négliger de remarquer que la médecine grecque s'établit à Rome presque en même temps que la luxure asiatique; celle-ci date de l'an de la fondation 588; celle-là, de l'an 600 environ. Soixante-

dix ans auparavant, vers 535, quelques
médecins grecs avaient essayé de se fixer
dans la ville où les appelaient différentes
maladies contre lesquelles l'austérité romaine ne pouvait rien (on doit présumer
que le *morbus indècens* était une de ces
maladies chroniques et invétérées); mais
ils éprouvèrent tant d'avanies, tant de dif-
ficultés, tant de répugnances, qu'ils renoncèrent à ce premier établissement; ils ne
revinrent que quand Rome fut un peu
moins fière de la santé de ses habitants. La
bonne chère et la débauche avaient, dans
l'espace de quelques années, créé, déve-
loppé, multiplié un plus grand nombre de
maladies qu'on n'en avait vues depuis la
fondation de la ville. Parmi ces maladies,
les plus communes et les plus variées furent
certainement celles que la débauche avait
produites; on les rapportait toujours à des
causes avouables, ou plutôt on évitait d'en
déclarer les causes, et le médecin avait soin
de les couvrir d'un manteau décent, en les
rangeant dans la catégorie des maladies
honnêtes. Voilà pourquoi les maladies hon-

teuses, dans les ouvrages de médecine de
l'antiquité, ne se montrent nulle part, ou
bien se déguisent sous des noms qui en sau-
vaient l'infamie. C'est dans l'immense et
dégoûtante famille de la lèpre que nous
devons rechercher presque tous les genres
de maux vénériens, qui ne faisaient pas
faute à l'ancienne prostitution plus qu'à la
moderne. La plupart des médecins étaient
des esclaves ou des affranchis : « Je t'envoie
un médecin choisi parmi mes esclaves, »
lit-on dans Suétone (*mitto tibi præterea
cum eo ex servis meis medicum*), et ce passage, quoique diversement interprété par
les commentateurs, prouve que le médecin
n'était souvent qu'un simple esclave dans
la maison d'un riche patricien. Chacun
pouvait donc avoir un médecin particulier,
dès qu'il l'achetait, sans doute fort cher ; car
la valeur vénale d'un esclave dépendait de
son genre de mérite, et un médecin habile,
qui devait être à la fois chirurgien adroit et
savant apothicaire, ne se payait pas moins
cher qu'un musicien ou un philosophe grec.
On comprend que le médecin, n'ayant pas

2

d'autre rôle que de soigner son maître et
les gens de la maison, exerçait servilement
son art, et, de peur des verges ou de plus
rudes châtiments, environnait d'une pru-
dente discrétion les maladies domestiques
qu'il avait charge de guérir, sous peine des
plus cruelles représailles. Les médecins
affranchis n'étaient pas dans une position
beaucoup plus libre à l'égard de leurs malades; ils ne craignaient pas d'être battus et
mis aux fers, dans le cas où leur traitement
réussirait mal, mais on pouvait les attaquer
en justice et leur faire payer une amende
considérable, si le succès n'avait pas ré-
pondu à leurs efforts et si l'art s'était
reconnu impuissant contre la maladie. Il est
évident que dans cette situation délicate le
médecin ne s'adressait qu'à des maladies
dont il était presque sûr de triompher. Cet
état de choses nous indique assez que, pour
être certain d'avoir des soins en cas de
maladie, il fallait avoir au moins un médecin au nombre des esclaves qui compo-
saient le personnel de la maison, et ce
médecin, dépositaire des secrets de la santé

de son maître, était surtout nécessaire à celui-ci, lorsque Vénus ou Priape lui devenait tout à coup défavorable ou hostile.

Ce seul fait explique suffisamment, à notre avis, le mystère qui entourait les maladies vénériennes dans l'antiquité, mystère que recommandait également la religion et la pudeur publique. Les Romains élevèrent un temple à la Fièvre, un temple à la Toux; mais ils auraient craint de faire honte à Vénus, leur divine ancêtre, en décernant un culte aux maladies qui déshonoraient cette déesse. Ils niaient peut-être ces maladies, comme injurieuses pour l'humanité, et ils ne voulaient pas même que le *morbus indecens* eût un nom dans les annales de la médecine et de la république romaine. L'existence de ce mal, de la véritable syphilis, ou du moins d'une affection analogue, n'est pourtant que trop bien constatée dans le Traité médical de Celse, qu seulement n'ose pas l'attribuer à un commerce impur, et qui évite de remonter à son origine suspecte. Celse, élève ou plutôt contemporain d'Asclépiade de Bithynie, le

premier médecin célèbre qui soit venu de
Grèce à Rome, Celse ne nous laisse aucun
doute sur la présence très caractéristique du
mal vénérien chez les Romains, car il décrit
dans son livre, dans cet admirable résumé
des connaissances médicales du siècle d'Auguste, plusieurs affections des parties sexuelles, affections évidemment vénériennes, que
la science moderne s'est obstinée longtemps
à ne pas rapprocher des phénomènes iden-
tiques de la syphilis du xvᵉ siècle. Ces
affections sont peintes avec trop de vérité
dans l'ouvrage latin pour qu'on puisse se
méprendre sur leur nature contagieuse et
sur leur transmission vénéréique. C'est bien
là le *morbus indecens*, la *lues venerea*, quoique Celse ne leur donne pas ces noms
génériques, quoiqu'il attribue des noms
distinctifs, dont la création semble lui appartenir, aux variétés du mal obscène. Les
réflexions dont Celse fait précéder le long
paragraphe qu'il consacre aux maladies des
parties honteuses, dans le sixième livre de
son Traité de médecine, ces réflexions
confirment notre sentiment au sujet des

motifs de réserve et de convenance qui
s'opposaient au traitement public de ces
maladies à Rome. « Les Grecs, dit Celse,
ont, pour traiter un pareil sujet, des expressions plus convenables, et qui d'ailleurs
sont acceptées par l'usage, puisqu'elles re-
viennent sans cesse dans les écrits et le
langage ordinaire des médecins. Les mots
latins nous blessent davantage (*apud nos
fœdiora verba*), et ils n'ont pas même en
leur faveur de se trouver parfois dans la
bouche de ceux qui parlent avec décence.
C'est donc une difficile entreprise de res-
pecter la bienséance, tout en maintenant
les préceptes de l'art. Cette considération
n'a pas dû cependant retenir ma plume,
parce que d'abord je ne veux pas laisser
incomplets les utiles renseignements que
j'ai reçus, et qu'ensuite il importe précisé-
ment de répandre dans le vulgaire les no-
tions médicales relatives au traitement de
ces maladies, qu'on ne révèle jamais à d'autres que malgré soi. (*Dein, quia in vulgus
eorum curatio etiam præcipue cognoscenda,
quæ invitissimus quisque alteri ostendit.*) »

Celse s'excuse ainsi de publier un traitement qui était tenu secret, et il semble
vouloir le mettre à la portée de tout le
monde (*in vulgus*) pour obvier aux terribles accidents qui résultaient de l'ignorance des médecins et de la négligence des
malades.

Il passe en revue ces maladies, qu'on
retrouverait avec tous leurs signes spéciaux
dans les monographies de la syphilis. Il
parle d'abord de l'inflammation de la verge
(*inflammatio colis*), qui produit un tel
gonflement que le prépuce ne peut plus
être ramené en avant ou en arrière; il
ordonne d'abondantes fomentations d'eau
chaude pour détacher le prépuce, et des
injections adoucissantes dans le canal de
l'urètre; il recommande de fixer la verge
sur l'abdomen, afin d'obvier à la souffrance
que cause la tension du prépuce qui, quelquefois, en se découvrant, met à nu des
ulcères secs ou humides. « Ces sortes d'ulcères, dit-il, ont surtout besoin de fréquentes
lotions d'eau chaude; on doit aussi les
couvrir et les soustraire à l'influence du

froid. La verge, en certains cas, est tellement rongée sous la peau, qu'il en résulte
la chute du gland. Il devient alors nécessaire d'exciser en même temps le prépuce. »
Il indique pour la guérison de ces ulcères
une préparation, composée de poivre, de
safran, de myrrhe, de cuivre brûlé et de
minéral vitriolique broyés ensemble dans
du vin astringent. N'est-ce pas là une gonorrhée syphilitique accompagnée de chancres et d'ulcérations ? Celse mentionne
ensuite des tubercules (*tubercula*), que les
Grecs nomment φύματα, excroissances fon-
gueuses qui se forment autour du gland et
qu'il faut cautériser avec le fer rouge ou
des caustiques, en saupoudrant avec de la
limaille de cuivre la place des escarres,
pour empêcher le retour de cette végétation
parasite. Celse, après avoir clairement pré-
senté ces phénomènes du virus vénérien,
s'arrête à certains cas exceptionnels, où les
ulcères, résultant du sang vicié, sinon d'une
disposition particulière du malade, produisent la gangrène, qui attaque même le corps
de la verge. Il faut alors pratiquer des inci-

sions, trancher dans le vif, enlever les
chairs gangrenées et cautériser avec des
caustiques en poudre, notamment avec un
composé de chaux, de chalcitis et de piment.
Le malade, qui a subi cette opération souvent dangereuse, se voit condamné au
repos et à l'immobilité jusqu'à ce que les
escarres de la cautérisation soient tombées
d'elles-mêmes. L'hémorrhagie est à craindre,
quand il a été nécessaire d'abattre une partie de la verge. Celse signale ensuite un
chancre (*cancri genus*), que les Grecs nomment φαγέδαινα, chancre très malfaisant,
dont le traitement ne souffre aucun retard,
et qui doit être brûlé avec le fer rouge, dès
son apparition; autrement, ce *phagédénique*
s'empare de la verge, contourne le gland,
envahit le canal et plonge jusqu'à la vessie;
il est accompagné, dans ce cas, d'une gangrène latente, sans douleur, qui détermine
la mort malgré tous les secours de l'art.
Est-il possible de prétendre que cette espèce
de chancre n'était pas l'indice local de la
syphilis la plus maligne? Celse ne fait que
citer en passant une sorte de tumeur cal-

leuse, insensible au toucher, qui s'étend sur toute la verge, et qui demande à être excisée avec précaution. Quant au charbon (*carbunculus*) qui se montre au même endroit, il a besoin d'être détergé par des injections, avant d'être cautérisé. On peut avoir recours, après la chute de l'excroissance, aux médicaments liquides qu'on prépare pour les ulcères de la bouche.

Dans les inflammations lentes ou spontanées du testicule, qui ne sont pas la suite d'un coup (*sine ictu orta*), et qui proviennent, par conséquent, d'un accident vénérien, Celse conseille la saignée du pied, la diète et l'application de topiques émollients. Il donne la recette de plusieurs de ces topiques, pour le cas où le testicule devient dur et passe à l'état d'induration chronique. Celse a grand soin de distinguer le gonflement des testicules, produit par une cause interne, de celui qui résulte d'une violence extérieure, d'une pression ou d'un coup. Il n'aborde qu'avec répugnance les maladies de l'anus, qui sont, dit-il, très nombreuses et très importunes (*multa tædiique plena mala*)! Il n'en décrit que trois : les fissures ou rhagades, le condylome et les hémorrhoïdes, qui pouvaient être souvent vénériennes. Les fissures de l'anus, que les Grecs nomment ῥαγάδια, et dont Celse n'explique pas la honteuse origine, se traitaient avec des emplâtres, dans la préparation desquels entraient du plomb, de la litharge d'argent et de la térébenthine. Quelquefois les rhagades s'étendaient jusqu'à l'intestin, et on les remplissait de charpie trempée dans la même solution antisyphilitique. Les affections de ce genre réclamaient une alimentation douce, simple et gélatineuse, avec un repos complet et l'usage fréquent des demi-bains d'eau tiède. Quant au condylome, cette excroissance qui naît ordinairement de certaines inflammations de l'anus (*tuberculum, quod ex quâdam inflammatione nasci solet*), il faut le traiter, dès son début, de la même manière que les rhagades : après les demi-bains et les emplâtres fondants, on a recours, en certains cas, à la cautérisation et aux caustiques les plus énergiques : l'antimoine, la céruse, l'alun, la litharge sont

les ingrédiens ordinaires des topiques destinés à détruire le condylome, après la dis-
parition duquel il est utile de prolonger le
régime adoucissant et rafraîchissant. Celse,
en conseillant des remèdes analogues contre les hémorrhoïdes ulcérées et tubercu-
leuses, laisse entendre qu'il les attribuait
souvent à une cause semblable. Il ne parle
qu'avec beaucoup de réserve d'un accident
que la débauche rendait plus fréquent et
plus dangereux, la chute du fondement et
de la matrice (*si anus ipse vel os vulvæ pro-
cidit*). Il évite aussi de s'occuper des maladies honteuses qui se rencontraient également chez les femmes, et c'est à peine si, en
terminant, il indique sommairement un ulcère pareil à un champignon (*fungo quoque
simile*), qui affectait l'anus et la matrice.
Il prescrit de fomenter cet ulcère avec de
l'eau tiède en hiver et de l'eau froide en été,
de le saupoudrer avec de la limaille de cuivre, de la cire et de la chaux, et d'employer
ensuite la cautérisation, si le mal persiste
malgré le premier traitement. Mais on voit
que Celse n'ose pas, par déférence pour le

sexe féminin, le présenter comme intéressé au même titre que l'autre sexe dans les maladies obscènes : il croirait lui faire injure que de le montrer exposé aux inflammations, aux ulcères, aux tubercules et aux hideux ravages du mal vénérien.

Et maintenant, que le savant auteur du *Manuel des maladies vénériennes* vienne nier ce qui est dans l'ouvrage de Celse, et fasse preuve d'une obstination bien aveugle, en déclarant que : « Dans tout Celse on ne trouve rien qui puisse faire soupçonner l'existence du virus syphilitique, mais bien des maladies locales, et dues aussi le plus souvent à des causes locales non virulentes; » qu'il ajoute, après avoir résumé le programme de Celse sur les maladies des parties génitales : « Il est donc naturel de conclure, avec Astruc et de Lamettrie, que tous ces maux prétendus vénériens, dont les anciens ont fait mention, étaient des maladies non syphilitiques. » Notre conclusion sera entièrement contradictoire; et, après avoir comparé les descriptions des médecins romains avec celles que l'obser-

vation moderne nous offre comme plus
exactes et plus complètes dans l'histoire de
la syphilis; après nous être rendu compte
des motifs de chacun des traitements pres-
crits par la médecine ancienne et moderne,
nous n'avons pas eu de doute sur l'origine
et la nature du mal. La syphilis, la véritable syphilis, engendrée par la lèpre et la
débauche, existait à Rome ainsi que dans
la plupart des pays où les mœurs étaient
corrompues par le mélange des populations
étrangères. Le dernier traducteur de Celse,
plus éclairé ou du moins plus impartial que
ses devanciers, nous apprend que le docte
M. Littré a découvert des manuscrits du
XIIIe siècle « où toutes les affections des parties génitales signalées par les anciens, et
même les accidents que nous regardons
comme secondaires, sont formellement rap-
portés au coït impur; et cela, deux siècles
avant l'époque qu'on veut assigner à l'invasion de la maladie vénérienne. »

Cette maladie avait fait son apparition à
Rome sous le nom d'*elephantiasis*, vers
l'an 650 de Rome (105 ans avant notre ère);

et l'éléphantiasis, qui eut bientôt infecté l'Italie, donna des formes étranges à toutes les maladies avec lesquelles il se compliquait. Asclépiade de Bithynie dut en partie sa célébrité à cette terrible affection, qu'il nommait le Protée du mal, et qu'il excellait à guérir, pour l'avoir longtemps observée dans l'Asie-Mineure. Aussi, selon le témoignage de Pline, les Romains crurent-ils bénir en lui un génie bienfaisant envoyé par les dieux. Asclépiade, qui avait appliqué à la médecine le système philosophique d'Épicure, voulait voir dans toutes les maladies un défaut d'harmonie entre les atomes dont le corps humain lui semblait composé. Le premier, il divisa les maladies en affections aiguës et en affections chroniques; le premier, il chercha les causes de l'inflammation dans un engorgements quelconque : on devine qu'il avait étudié spécialement les maladies vénériennes. Grand partisan des moyens diététiques, il ordonnait souvent les frictions et les fomentations d'eau; il avait imaginé les douches (*balneæ pensiles*), et, à l'exemple de son

maître Épicure, il n'était pas ennemi des
plaisirs sensuels, pourvu qu'on s'y adonnât
avec modération. Ce médecin grec devait
réussir auprès des Romains, parce qu'il ne
gênait pas trop leurs penchants, et qu'il
permettait même à ses malades un sage
emploi de leurs facultés physiques ; c'était,
suivant lui, empêcher l'âme de s'endormir,
puisqu'il la faisait résider dans les organes
des cinq sens. A l'instar d'Asclépiade, son
disciple favori, T. Aufidius, recommanda
l'usage des frictions dans toutes les maladies, traita victorieusement la lèpre et
toutes ses dégénérescences vénériennes, et
mit au nombre de ses remèdes la flagella-
tion et les plaisirs de l'amour, qu'il jugeait
souverains contre la mélancolie.

La lèpre était devenue, à Rome, de même
que chez les Juifs, la maladie chronique,
permanente, héréditaire ; elle puisait de
nouvelles forces et de prodigieux éléments
dans l'abus et le dérèglement des jouissances
amoureuses ; elle se transformait et se re-
produisait sans cesse sous les aspects les
plus affligeants ; elle était environnée d'un

affreux cortège d'ulcères et de bosses chancreuses; elle ne disparaissait sous l'action
énergique des remèdes et des opérations
chirurgicales, que pour reparaître bientôt
avec des caractères plus sinistres, avec un
principe plus vivace. Musa, le médecin
d'Auguste, qu'il guérit d'une maladie que
les historiens n'ont pas nommée ni décrite,
maladie inflammatoire et locale, puisque
des bains tièdes en éteignirent les ardeurs;
Musa paraît s'être voué plus particulière-
mant à l'étude et au traitement des maladies
lépreuses, scrofuleuses et vénériennes. Il
avait été esclave avant d'être affranchi par
Auguste, et il devait connaître les affections
secrètes, qu'on traitait d'ordinaire à la déro-
bée dans l'intérieur des familles, affections
graves et tenaces qui s'attaquaient à toutes
les parties de l'organisme, après avoir pris
naissance dans un coït impur. Musa inventa
plusieurs préparations contre les ulcères de
mauvais caractère; et ces préparations, qui
gardèrent son nom en tombant dans l'empirisme, étaient réputées infaillibles dans la
plupart des cas vénériens que Celse a dé-

crits. Musa ne se bornait pas à des topiques extérieurs : il soumettait le malade à un traitement dépuratif interne, en lui ordonnant de boire des sucs de laitue et de chicorée. Ce traitement, inusité avant lui, démontre assez qu'il regardait le mal vénérien comme un virus qui se mêlait au sang et aux humeurs en les enflammant et en les corrompant. Il traitait avec le même système tous les maux qu'il croyait, de près ou de loin, dérivés de ce virus : les ulcérations de la bouche, les écoulements de l'oreille, les affections des yeux, infirmités si communes à Rome, qu'elles y étaient devenues endémiques sous les empereurs. Mégès de Sidon, qui exerçait dans le même temps que Musa, se distingua aussi en traitant les maladies lépreuses, qui devaient être souvent vénériennes. Mégès était élève de Themison, qui fonda l'école méthodique, et qui, pour parvenir à la guérison de la lèpre, en avait d'abord recherché les causes, étudié les caractères et défini le principe.

Ce principe était ou avait été vénérien dans l'origine. La lèpre, de quelque pays

3

qu'on la fasse venir, de l'Égypte ou de la
Judée, de la Syrie ou de la Phénicie, fut
d'abord une affection locale, née d'un
commerce impur, développée, aggravée
par le manque de soins médicinaux,
favorisée par des circonstances accidentelles, et transformée sans cesse, graduellement ou spontanément, selon l'âge, le
tempérament, le régime et la constitution
physique du malade. De là ces variétés de
lèpre que les médecins grecs et romains
semblent avoir évité de décrire dans leurs
ouvrages, comme si la théorie au sujet de
cette maladie honteuse leur inspirait autant
de répugnance que la pratique. La lèpre-
mère était donc, suivant toute probabilité,
la véritable syphilis du quinzième siècle, et
c'est dans l'éléphantiasis que nous croyons
reconnaître à la fois la syphilis et la lèpre-
mère. Celse parle à peine de l'éléphantiasis,
« presque ignorée en Italie, dit-il, mais
très répandue dans certains pays. » Il ne
l'avait pas observée sans doute, ou du moins
il ne voulait pas s'étendre sur une hideuse
maladie qu'il regardait comme une rare

exception. « Ce mal, se borne-t-il à dire,
affecte la constitution tout entière, au
point que les os mêmes sont altérés. La
surface du corps est parsemée de taches
et de tumeurs nombreuses, dont la couleur
rouge prend par degrés une teinte noirâtre.
La peau devient inégale, épaisse, mince,
dure, molle et comme écailleuse; il y a
amaigrissement du corps et gonflement du
visage, des jambes et des pieds. Quand la
maladie a acquis une certaine durée (*ubi
vetus morbus est*), les doigts des pieds et
des mains disparaissent, en quelque sorte,
sous ce gonflement; puis une petite fièvre
se déclare, qui suffit pour emporter le malade, accablé déjà par tant de maux. »
Cette description est bien pâle, bien incom-
plète auprès de celle que nous a laissée un
contemporain de Celse, un illustre médecin
grec, Arétée de Cappadoce, qui avait probablement étudié la maladie dans l'Asie-
Mineure, où elle était si fréquente et si terrible.

Voici cette description effrayante, que
nous réduisons des deux tiers en sup-

primant beaucoup de traits métaphoriques
et poétiques qui n'ajoutent rien à la vérité
et à l'horreur du tableau. Nous remarque-
rons, à l'appui de notre opinion, qu'Arétée
confond dans l'éléphantiasis plusieurs maladies, telles que le satyriasis et la mentagre
(*mentagra*), qui n'auraient été, selon lui,
que des symptômes ou des formes particu-
lières de l'éléphantiasis. « Il y a, dit-il, bien
des rapports entre l'éléphant maladie et
l'éléphant bête fauve, et par l'apparence, et
par la couleur, et par la durée; mais ils sont
l'un et l'autre uniques en leur espèce : l'animal ne ressemble à aucun autre animal, la
maladie à aucune autre maladie. Cette maladie a été aussi appelée *lion*, parce qu'elle
ride la face du malade comme celle d'un
lion; *satyriasis*, à cause de la rougeur qui
éclate sur les pommettes des joues du malade, et en même temps à cause de l'impu-
dence des désirs amoureux qui le tourmen-
tent; enfin, *mal d'Hercule*, parce qu'il n'y
en a pas de plus grand ni de plus fort. Cette
maladie est, en effet, la plus énergique
pour abattre la vigueur de l'homme, et la

plus puissante pour donner la mort ; elle
est également hideuse à voir, redoutable
comme l'animal dont elle porte le nom, et
invincible comme la mort ; car elle naît de
la cause même de la mort : le refroidisse-
ment de la chaleur naturelle. Cependant,
son principe se forme sans signes apparents : aucune altération, aucune souillure,
n'attaquent d'abord l'organisme, ne se
montrent sur l'habitude du corps, ne révè-
lent l'existence d'un mal naissant ; mais ce
feu caché, après avoir demeuré longtemps
enseveli dans les viscères, comme dans le
sombre Tartare, éclate enfin, et ne se
répand au dehors qu'après avoir envahi
toutes les parties intérieures du corps.

« Ce feu délétère commence, chez la
plupart des malades, par la face qui devient
luisante comme un miroir ; chez les autres,
par les coudes, par les genoux, par les articulations des mains et des pieds. Dès lors,
ces malheureux sont destinés à périr, le
médecin, par négligence ou par ignorance, n'ayant pas essayé de combattre le
mal lorsqu'il était encore faible et mysté-

rieux. Ce mal augmente; l'haleine du malade est infecte; les urines sont épaisses, blanchâtres, troubles comme celles des juments; les aliments ne se digèrent pas, et le chyle, formé par leur mauvaise coction, sert moins à nourrir le malade que la maladie elle-même, dont le bas-ventre est le centre. Des tubérosités y bourgeonnent les unes auprès des autres; elles sont épaisses et raboteuses; l'espace intermédiaire de ces tumeurs inégales se gerce comme le cuir de l'éléphant; les veines grossissent, non par la surabondance du sang, mais par l'épaisseur de la peau. La maladie ne tarde pas à se manifester : de semblables tubérosités apparaissent sur tout le corps. Déjà les poils dépérissent et tombent; la tête se dégarnit et le peu de cheveux qui résistent encore blanchit; le menton et le pubis sont bientôt dépilés. La peau de la tête est ensuite découpée par des fentes ou gerçures profondes, rigides et multipliées. La face se hérisse de poireaux durs et pointus, quelquefois blancs à leur sommet, verdâtres à la base; la langue se couvre de tuber-

cules en forme de grains d'orge. Quand la
maladie se déclare par une violente éruption, des dartres envahissent les doigts, les
genoux et le menton. Les pommettes des
joues enflent et rougissent; les yeux sont
obscurcis et de couleur cuivreuse; les sourcils chauves se rapprochent et se contrac-
tent, en se chargeant de larges poireaux
noirs ou livides, de sorte que les yeux
sont comme voilés sous les rides profondes
qui s'entre-croisent au-dessus des paupières.
Ce froncement de sourcils, cette difformité,
impriment sur la face humaine le caractère
du lion et de l'éléphant. Les joues et le nez
offrent aussi des excroissances noirâtres;
les lèvres se tuméfient : la lèvre inférieure
est pendante et baveuse; les dents sont déjà
noircies; les oreilles s'allongent, mollasses
et flasques comme celles de l'éléphant; des
ulcères rayonnent autour et il en sort une
humeur purulente; toute la superficie du
corps est sillonnée de rides calleuses et
même de fissures noires qui la découpent
comme un cuir : de là dérive le nom de la
maladie. Des crevasses divisent aussi les

talons et les plantes des pieds jusqu'au
milieu des orteils. Si le mal prend des
accroissements, les tubérosités des joues,
du menton, des doigts, des genoux, se
terminent en ulcères fétides et incurables;
ils s'élèvent même les uns au-dessus des
autres, de façon que les derniers semblent
dominer et ronger les premiers. Il arrive
même que les membres meurent avant le
sujet, jusqu'à se séparer du reste du corps,
qui perd ainsi successivement le nez, les
doigts, les pieds, les mains entières, les
parties génitales; car le mal ne tue le malade, pour le délivrer d'une vie horrible et
de cruels tourments, qu'après l'avoir dé-
membré. »

Quand on rapprochera cet affreux tableau
de celui que les médecins du xve siècle ont
tracé, à l'apparition de la syphilis en
Europe, on ne doutera pas que cette même
syphilis n'ait déjà sévi quinze siècles auparavant sous le nom d'éléphantiasis; on
ne doutera pas non plus que la lèpre, de
quelque espèce qu'elle fût, n'ait puisé sa
source dans une cohabitation impure. Tel

paraît être le sentiment de Raimond, le
savant historien de l'Eléphantiasis : « Les
lois économiques établies dans l'Orient,
dit-il au sujet des gonorrhées qui étaient
fort communes et au sujet du commerce
des femmes, prouvent que les maladies des
organes génitaux et des aines, qui ont une
si étroite correspondance entre eux, étaient
réellement vénériennes. » C'est à la lèpre,
c'est aux maladies syphilitiques, qu'il faut
attribuer la haine et le mépris que les Juifs
qui en étaient affligés inspiraient partout,
et davantage chez les Romains.

La lèpre et le mal vénérien ne faisaient
plus qu'un, à force de se combiner ensemble; rien n'était plus fréquent que leur
invasion; mais aussi rien ne semblait plus
déshonorant, et personne ne voulait s'a-
vouer malade, quand tout le monde l'était
ou l'avait été. La position des médecins
entre ces mystères et ces répugnances de
l'opinion devait être toujours délicate et
difficile; ils ne traitaient que la lèpre; ils
inventaient sans cesse des onguents, des
panacées, des antidotes contre la lèpre, et

les lépreux ne se montraient nulle part, à
moins que le mal fît irruption sur le visage
ou sur les mains. De là ces ulcères des
doigts, que Celse prétendait guérir avec
des lotions de lycium ou marc d'huile
bouillie; de là ces excroissances charnues,
nommées en grec πτερυγιον, qui végétaient
à la base des ongles, et qui ne cédaient
pas toujours à l'emploi des caustiques mi-
néraux; de là cet *oscedo* ou abcès malin de
la bouche, que Marcellus Empyricus, au
IVe siècle, décrivait naïvement sans en
approfondir la source, mais en l'entourant
de ses indices syphilitiques; de là une
autre maladie de la bouche, mieux carac-
térisée encore et plus répandue dans le bas
peuple, dans la classe où se recrutaient les
mérétrices errantes et les lâches complai-
sants de la débauche fellatoire. Cette maladie repoussante se nommait *campanus
morbus*, parce qu'on accusait Capoue, cette
reine de la luxure et de l'infamie, comme
l'appelle Cicéron (*domicilium superbiæ,
luxuriæ et infamiæ*), de l'avoir enfantée.
Il est certain que la plupart des habitants

de Capoue portaient sur la face les stig-
mates honteux de ce mal infâme. Horace,
dans le récit de son voyage à Brindes, met
en scène Sarmentus, affranchi d'Octave et
un de ses mignons; il le représente riant
et plaisantant sur le mal campanien, et sur
sa propre figure que ce mal avait désho-
norée (*campanum in morbum, in faciem
per multa jocatus*). Sarmentus avait à la
joue gauche une horrible cicatrice qui gri-
maçait sous les poils de sa barbe (*at illi
fœda cicatrix setosam lævi frontem tur-
paverat oris*). Un des commentateurs
d'Horace, Cruquius, a commenté aussi le
mal de Campanie, et il l'a dépeint comme
une excroissance livide qui hérissait les
lèvres et qui finissait par obstruer l'orifice
de la bouche. Plaute ne nous laisse pas
douter de la nature de cette excroissance,
lorsque dans son *Trinummus*, il proclame
l'infamie de la race campanienne, qui,
dit-il, surpasse en patience les Syriens
eux-mêmes (*Campas genus multo Syro-
rum jam antidit patientia*). Plaute avait
appris de bien odieux mystères d'impu-

dicité, en tournant la meule chez un boulanger d'Ombrie.

Dans la plupart des maladies de Vénus, les tumeurs et les excroissances, que les médecins considéraient comme le mal lui-même au lieu de n'y voir que les effets locaux d'un mal occulte, ces fâcheux symptômes passaient ordinairement à l'état chronique, excepté dans les cas assez rares où les frictions, les bains de vapeur et les boissons rafraîchissantes affaiblissaient le virus vénérien et le détruisaient graduellement. On ne sortait jamais d'un traitement long et douloureux, sans en porter les marques, non seulement sur le corps, mais souvent au visage. Ainsi, par suite des ulcères de la bouche, les lèvres se tuméfiaient et devenaient lippeuses, livides ou sanguinolentes; ce qui déformait tellement les traits du visage, qu'on appelait *spinturnicium* une femme que le mal avait ainsi défigurée, et dont la lippe dégoûtante ressemblait à la grimace d'une harpie (*spinturnix*). Les *fics*, les *marisques* et les *chies*, qui se produisaient sans cesse dans les affections de l'anus, résistaient au fer et au feu d'un traitement périodique; le malade retombait bientôt entre les mains de l'opérateur : « De ton podex épilé, dit Juvénal, le médecin détache, en riant, des tubercules chancreux (*podice levi cœduntur humidæ, medico ridente, mariscæ*). » Cette honteuse production de la débauche était si multipliée, surtout parmi le peuple, qui négligeait de se soigner et qui voyait le mal se perpétuer de père en fils, qu'on avait fait une épithète et même un superlatif, *ficosus, ficosissimus*, pour qualifier les personnes qu'on savait affligées de ces ulcères et de ces tubercules. On voit, dans une ode des *Priapées*, se promener fièrement le libertin le plus chargé de fics qui soit entre les poètes (*inter eruditos ficosissimus ambulet poetas*). Martial, dans une de ses épigrammes intitulée *De familia ficosa*, nous fait une effrayante peinture de cette famille, et en même temps de tous ses contemporains : « La femme a des figues, le mari a des figues, la fille a des figues, ainsi que le gendre et le petit-fils.

Ni l'intendant, ni le métayer, ni le journalier, ni le laboureur, ne sont exempts de
ce honteux ulcère. Jeunes et vieux, tous
ont des figues, et, chose étonnante, pas
un de leurs champs n'a de figuiers. » Les
écoulements purulents et les gonorrhées
n'étaient pas moins fréquents que ces
tumeurs, qu'ils précédaient ou accompagnaient; mais les médecins, du moins dans
la théorie et dans la science écrite, n'avaient
pas distingué, parmi ces affections inflam-
matoires de l'urètre et du vagin, celles qui
résultaient d'un commerce impur. On peut
supposer que ces dernières se trahissaient
par des accidents particuliers, notamment
par un ulcère qu'on appelait *rouille (rubigo)*.
« La rubigo, dit un ancien commentateur
des *Géorgiques* de Virgile, est proprement,
comme l'atteste Varron, un mal du plaisir
honteux, qu'on appelle aussi ulcère. Ce
mal naît ordinairement d'une abondance et
d'une superfluité d'humeur, qui se nomme
en grec σατυρίασις. » C'est le nom de cet
ulcère, qu'on avait appliqué à la rouille des
blés altérés par l'humidité et la moisissure.

Le passage que nous avons cité de Servius,
qui s'appuie sur l'autorité de Varron, établit
suffisamment une opinion que nous avait
inspirée l'examen du satyriasis des anciens.
Cette maladie, si commune chez eux,
n'était autre que la blennorrhagie aiguë de
nos jours. Il y avait, d'ailleurs, une espèce
de satyriasis causé d'ordinaire par les excès
vénériens, et surtout par les stimulants dangereux qu'on employait pour aider à ces
excès. « Ce satyriasis, dit Cœlius Aurelianus,
est une violente ardeur des sens (*vehemens
Veneris appetentia*); elle tire son nom des
propriétés d'une herbe que les Grecs appellent σατυριον. Ceux qui usent de cette
herbe sont provoqués aux actes de Vénus
par l'érection des parties génitales. Mais il
existe des préparations destinées à exciter
les sens à l'acte vénérien. Ces préparations,
qu'on nomme satyriques, sont âcres, exci-
tantes et funestes aux nerfs. » Cœlius
Aurelianus caractérisait ainsi le satyriasis,
d'après les leçons de son maître Themison,
qui avait observé le premier cette maladie
et qui la traitait par des applications de

sangsues, qu'on ne paraît pas avoir em-
ployées avant lui.

Les écoulements sanguins, rouillés et
blanchâtres, les pertes et les flueurs de
leucorrhée affligeaient si généralement les
femmes de Rome, qu'elles invoquaient
Junon sous le nom de *Fluonia*, pour que
la déesse les débarrassât de ces désagréables
incommodités, qui n'étaient pas toujours
des suites de couches, et qui accusaient
souvent un germe impur. Les femmes
affectées de ces écoulements malsains se
disaient *ancunnuentœ*, mot bizarre qui
paraît formé du substantif obscène, *cunnus*,
plutôt que dérivé du verbe *cunire*, salir ses
langes, comme le prétend Festus. Ces
diverses maladies amenaient presque toujours l'engorgement des glandes inguinales, et, faute de soins ou de régime, la
suppuration de ces glandes. On regardait
l'aster comme un remède efficace contre les
affections des aines, et on appelait cette
plante *bubonium*, du grec βουβώνιον. On
appliqua bientôt à la maladie, ou du moins
à un de ses symptômes, le nom du remède,

et l'on confondit sous ce nom de *bubon*
tous les genres de pustules, d'abcès et
d'ulcères qui avaient pour siège les aines.
Nous croyons pouvoir faire un rapprochement de mots, qui peut-être jettera du jour
sur les causes ordinaires de cette maladie
inguinale. Les Romains avaient fait le
verbe *imbubinare* pour dire *souiller de sang
impur;* ce verbe se rapportait spécialement
à l'état des femmes pendant leur indisposition menstruelle. On employait aussi la
même expression pour tout écoulement
âcre, et un vers célèbre, dans les fragments
du vieux Lucilius, compare l'une à l'autre
deux souillures différentes que subissait un
débauché à double fin : *Hæc te imbubinat et
contra te imbulbitat ille.* Cependant, Jules
César Scaliger proposait de lire *imbulbinat*
au lieu d'*imbulbitat*, et par conséquent de
traduire ainsi, sans pouvoir rendre toutefois le jeu de mots latin: « Elle te donne
des bubons, et lui, au contraire, te rend des
tubercules. »

Nous sommes étonné de ne pas trouver
dans les poètes plus d'allusions à une mala-

4

die qui devait être pourtant bien répandue
chez les Romains, aux écoulements du rec-
tum, à cette infâme souillure de la débauche antique. Il faut, à notre avis, chercher
la description, ou du moins le traitement
de cette maladie honteuse, dans le paragraphe que Celse a consacré aux hémorrhoïdes. Par pudeur, plutôt que par ignorance, on avait compris dans la classe des
hémorrhoïdes tous les écoulements analogues, quelle que fût leur cause, quelle
que fût leur nature. On ne saurait en
douter, quand on voit Celse prescrire dans
certains cas contre le flux hémorrhoïdal et
contre les tumeurs qui l'accompagnaient
l'emploi des caustiques et des emplâtres
astringents. Nous ne pensons pas qu'on
doive reconnaître la cristalline dans les
clazomènes (*clazomenæ*), que les savants
ont rangés parmi les maladies de l'anus.
Selon Pierrugues, ce seraient les fissures
ou déchirures du fondement indiquées par
Celse, et leur surnom dériverait du nom de
la ville de Clazomène en Ionie, où d'abominables mœurs avaient rendu presque

générale cette affection qui ne se concentra
pas dans cette ville dissolue. Nous voyons
plutôt dans les clazomènes certains tubercules fongueux qui poussaient autour du
pubis, et nous adopterons l'étymologie
proposée par Facciolati, κλαζόμενος, brisé
ou rompu. Voici d'ailleurs la fameuse
épigramme d'Ausone, où l'on découvre
le véritable caractère des clazomènes :
« Quand tu arraches les végétations qui
hérissent ton podex baigné dans l'eau
chaude, quand tu frottes à la pierre ponce
les clazomènes qui sortent de tes reins, je
ne vois pas la véritable cause de ton mal, si
ce n'est que tu as eu le courage de prendre
une maladie, et que, femme par derrière,
tu es resté homme par-devant. » Telle est
l'horrible épigramme que l'abbé Jaubert,
traducteur de Martial, n'a pas osé traduire,
et que les commentateurs ne paraissent pas
avoir comprise:

Sed quod et elixo plantaria podice velles
Et teris incusas pumice clazomenas ;
Causa latet; bimarem nisi quod patientia morbum
Appetit, et tergo fœmina, pube vir es.

Au reste, la présence du mal de Clazomène à Rome n'avait rien de surprenant;
car Rome, sous les empereurs, fut envahie
par les étrangers, qui y apportèrent sans
doute leurs maladies comme leurs mœurs.
« Je ne puis souffrir, Romains, s'écrie
Juvénal, je ne puis souffrir Rome devenue
grecque ; et pourtant, cette lie achéenne ne
fait qu'une faible portion des habitants de
Rome. Depuis longtemps l'Oronte de Syrie
s'est déversé dans le Tibre, et il nous a
amené sa langue, ses mœurs, ses harpes,
ses flûtes, ses tambours et ses courtisanes
qui se prostituent dans le Cirque. Allez à
elles, vous qu'enflamme la vue d'une louve
barbare coiffée de sa mitre peinte ! » Les
poètes et les écrivains latins n'ont pas
oublié de flétrir les hôtes étrangers de
Rome, qu'ils accusaient surtout d'avoir cor-
rompu ses mœurs en lui apportant leurs
vices et leurs débauches nationales. C'était
la Phrygie, c'était la Sicile, c'était Lesbos,
c'était la Grèce entière, qui avaient pollué
la vieille austérité romaine. Lesbos apprit
aux Romains toutes les turpitudes de

l'amour lesbien ; la Phrygie leur livra ses
efféminés (*Fœmineus Phryx*, dit Ausone),
ces jeunes esclaves aux longs cheveux flot-
tants, aux grandes boucles d'oreilles, aux
tuniques à larges manches, aux brodequins
rouges et verts. Lacédémone, la fière Sparte,
envoya aussi une colonie de gitons et de
tribades : Juvénal représente de la sorte
une infamie lacédémonienne, qui a tour-
menté, sans résultat plausible, l'imagination des scoliastes et des traducteurs : *Qui
Lacedœmonium pytismate lubricat orbem ;*
Martial cite les luttes féminines inventées
par Léda et mises en honneur par la licen-
cieuse Lacédémone (*libidinosœ Lacedœmo-
nis palœstras*). Et Sybaris, et Tarente, et
Marseille ! « Sybaris s'est emparée des sept
collines ! » murmure Juvénal, qui regrette
toujours la simplicité romaine des premiers
siècles ; Sybaris, la reine des voluptés et
des maladies vénériennes. Tarente (*molle
Tarentum*, dit Horace) était là, en même
temps, avec ses beaux garçons à la peau
parfumée, aux membres épilés, au corps
nu sous des vêtements d'étoffe transparente,

comme si ce fussent des nymphes. Marseille
se présentait également avec ses enfants,
exercés à la débauche, mais qui souvent ne
vouaient que leur coupable main à la Prostitution, témoin ce passage d'une comédie
de Plaute : « Où es-tu, toi qui demandes à
pratiquer les mœurs marseillaises ? Si tu
veux me prêter ta main (*si vis subigitare
me*), l'occasion est bonne. » On ne finirait
pas d'énumérer les villes et les pays étrangers qui avaient le plus servi à la dépravation de Rome. Il ne faut pas oublier Capoue
et les Opiciens : ces derniers, qui peuplaient
une partie de la Campanie, s'étaient dégradés à tel point que leur nom était synonyme
de la Prostitution la plus humiliante. Ausone
a fait une épigramme contre Eunus Syriscus,
inguinum liguritor, maître passé en l'art des
Opiciens (*Opicus magister*). On est effrayé
de la quantité de maladies invétérées et
mystérieuses qui devaient exister dans les
basses régions des plaisirs honteux.

Il venait de la Grèce autant de médecins
que de courtisanes, mais ces médecins
que le préjugé romain poursuivait partout

d'un mépris qui allait jusqu'à la haine, se
préoccupaient moins de faire des cures
radicales que de gagner de l'argent. Ils
devenaient riches rapidement, dès que leur
réputation les désignait au traitement d'une
affection particulière; mais la santé publique, en dépit des progrès de la médecine
méthodique, ne s'améliorait pas. Il est permis d'en juger par la nature des maladies
qui s'offraient de préférence aux études de
la science. C'était toujours la lèpre avec ses
nombreuses variétés. Chaque praticien en
renom inventait un nouveau remède contre
quelque manifestation locale de cette peste
chronique, qui se mêlait à toutes les maladies. Il y eut une multitude de collyres pour
les maux d'yeux, de topiques pour les
ulcères, de gargarismes pour les aphtes,
d'emplâtres pour les tumeurs, ce qui prouve
que ces affections plus ou moins lépreuses
et vénériennes se reproduisaient à l'infini.
Après Musa, le médecin en vogue fut Vettius Valens, moins connu encore par son
talent iatrique et chirurgical que par son
commerce clandestin avec Messaline. Il eut

sans doute plus d'une occasion, grâce à sa
maîtresse, de connaître les maladies de
l'amour. En même temps que lui, un autre
élève de Themison exerçait à Rome : Mégès
de Sidon guérissait surtout les dartres
lépreuses, et traitait avec succès le gonflement scrofuleux des seins. Il fut éclipsé par
son condisciple Thessalus de Tralles, qui
n'avait ni son savoir ni son expérience, mais
qui se vantait d'être le vainqueur des médecins (ἰατρονίκης) anciens. Ce Thessalus, que
Galien qualifie de *fou* et d'*âne*, avait l'au-
dace de prétendre qu'il opérait des guérisons subites, en usant des médicaments les
plus violents à fortes doses. Il obtint, en
effet, quelques brillants succès dans le
traitement de la lèpre, des ulcères et des
scrofules. Ce traitement semblait alors cons-
tituer toute la médecine ; car la lèpre, qui
s'était incorporée partout, semblait être la
seule maladie. Le nombre des malades
augmentant, Thessalus trouva bon d'aug-
menter aussi le nombre des médecins, et
comme il ne demandait que six mois pour
faire des élèves aussi habiles que lui, ce fut

à qui viendrait écouter ses leçons : cuisi-
niers, bouchers, tanneurs et d'autres artisans renoncèrent à leur métier pour se
mettre à la suite de Thessalus, qui marchait
environné d'un cortège de disciples fanati-
ques. Les médecins ne firent que déchoir
davantage en considération et en savoir. La
grande affaire était toujours la guérison de
la lèpre. Soranus d'Éphèse vint à Rome,
sous Trajan, et apporta diverses préparations qui réussirent dans l'alopécie et la
mentagre. Moschion, un des rivaux de Soranus, s'occupa particulièrement des maladies
de la femme et de l'étude de ses parties
sexuelles ; il traitait les fleurs blanches par
des moyens énergiques qui les arrêtaient
sur-le-champ.

A côté de ces médecins méthodistes, on
voit en foule les empiriques, les antidotaires
et les pharmacopoles. Ils étaient encore
plus méprisés, plus abhorrés que les médecins. Horace ne croit pas leur faire injure, en
les plaçant sur la même ligne que les bate-
liers, les mendiants, les parasites et les prostituées (*ambubajarum collegia, pharmaco-*

polæ). Ces charlatans avaient dans leur domaine les maladies honteuses qui offraient un vaste champ à la pharmacopée. Parmi ces empiriques, on distingua pourtant plusieurs savants botanistes, plusieurs manipulateurs ingénieux. Sous Tibère, Ménécrate, l'inventeur du diachylon, composait des emplâtres, souvent efficaces contre les dartres, les tumeurs et les scrofules; Servilius Damocrate fabriquait d'excellents emplâtres émollients; Asclépiade Pharmacion guérissait les ulcères de mauvais caractère; Apollonius de Pergame, les aphtes; Criton, la lèpre; Andromachus, l'inventeur de la thériaque, et Dioscoride, l'auteur d'un grand et célèbre ouvrage sur la matière médicale, paraissent avoir attaché plus d'importance à la morsure des serpents qu'au venin vénérien, qui faisait cependant plus de victimes.

La recherche et le traitement de ce venin intéressèrent davantage l'école des médecins pneumatistes qui florirent à Rome pendant le second siècle de l'ère moderne et qui comptèrent dans leurs rangs Galien

et Oribase. Un de ces médecins, Archigène, parvint à combattre les affections
lépreuses et eut recours quelquefois à la
castration pour diminuer les accidents de la
maladie, qui était certainement vénérienne
dans les cas où il sacrifiait la virilité de son
malade. Il avait éclairci avec bonheur la
doctrine des ulcérations de la matrice. Un
autre pneumatiste, non moins habile, Hérodote, se montra partisan zélé des sudorifiques, qui, selon lui, dégageaient le
pneuma de tout ce qu'il pouvait contenir
d'hérogène : l'emploi des sudorifiques était
sans doute tout-puissant contre les maladies qui avaient un principe syphilitique.
Ces maladies commençaient à être mieux
observées et la médication devenait plus
rationnelle. Un contemporain de Galien,
Léonidas d'Alexandrie, qui semble avoir
été un praticien aussi heureux qu'habile,
s'était fait distinguer dans le traitement des
parties génitales ; ses remarques sur les
ulcères et les verrues de ces parties sont
encore du plus haut intérêt, de même que
celles qui ont pour objet le gonflement

et l'inflammation des testicules. « A la vérité, dit Kurt Sprengel dans son *Histoire de la médecine*, il ne fait pas mention du commerce avec un femme impure ; mais les bords calleux, qu'il indique comme le caractère distinctif de ces sortes d'ulcères, tiennent évidemment à la présence d'un virus interne. » Ce virus, qu'on le nomme *lèpre* ou *syphilis*, existait dans un grand nombre de maladies locales que Galien et Oribase n'ont pas décrites avec des symptômes vénériens, mais qu'ils traitaient empiriquement, sur la foi des anciens topiques qui venaient la plupart de l'Orient aussi bien que les maladies elles-mêmes, plus simples et moins méconnaissables à leur berceau.

Nous attribuons au développement des maladies lépreuses ou vénériennes à Rome, l'établissement des archiatres ou médecins publics. Le premier qui ait porté le titre d'*archiatre* et qui en ait rempli les fonctions dans l'intérieur du palais impérial, fut Andromachus l'ancien, qui vivait sous Néron. Cet archiatre surveillait la santé, non seulement de l'empereur, mais encore de tous les officiers du palais. Cette charge était si compliquée, qu'un seul médecin ne pouvait y suffire, et le nombre des archiatres palatins (*archiatri palatini*) alla toujours s'accroissant jusqu'à Constantin. Ils étaient parfois décorés de hautes dignités, et l'empereur les qualifiait de *prœsul spectabilis*, honorable maître. On avait institué aussi, dans Rome et dans les villes de l'empire, des archiatres populaires (*archiatri populares*), qui exerçaient gratuitement leur art dans l'intérêt du peuple et qui présidaient, pour ainsi dire, à une police de santé. Il y eut d'abord un de ces archiatres dans chacune des régions de Rome, c'étaient donc quatorze médecins pour toute la ville; mais on doubla, on tripla ce nombre, et bientôt ils furent aussi nombreux que les prêtresses de Vénus. Antonin le Pieux régularisa et compléta cette noble institution; il décréta que l'on nommerait dix archiatres populaires dans les grandes villes, sept dans les villes de second ordre et cinq dans les plus petites.

Les archiatres formaient dans chaque ville
un collège médical qui avait des élèves. Ce
collège se recrutait lui-même, en votant
sur le choix du candidat que lui présentait
la municipalité, en cas de vacance d'un
office d'archiatre. La municipalité s'assu-
rait ainsi que la santé et la vie des citoyens
ne seraient confiées qu'à des hommes pro-
bes et instruits. Ces archiatres jouissaient de
divers privilèges qui témoignent de la
déférence et de la protection que l'autorité
leur accordait. Ils étaient payés aux frais
de l'Etat, par les soins du décurion, qui
leur faisait délivrer leur salaire sans aucune
retenue. L'Etat leur donnait ce traitement,
dit le Code Justinien, afin qu'ils pussent
fournir gratuitement des remèdes aux
pauvres et qu'ils ne fussent pas obligés,
pour vivre, d'exiger la rémunération de
leurs soins. Ils pouvaient accepter la récom-
pense qu'un malade leur offrait à titre de
gratitude : mais ils devaient attendre pour
cela que le malade fût guéri. Les archiatres
étaient exempts de loger des troupes, de
comparaître en justice sous la forme ordi-

naire, d'accepter la charge de tuteur ou de
curateur et de payer aucune contribution
de guerre, soit en argent, soit en blé, soit
en chevaux. Enfin, quiconque osait les
injurier ou les offenser de quelque manière,
se voyait exposé à une punition arbitraire
et souvent à une amende considérable. Ces
médecins des pauvres n'étaient probablement pas de ces Grecs mal famés, qui
venaient à Rome vendre des antidotes,
tailler et cautériser des verrues, laver et
panser des ulcères, quand ils ne s'acquit-
taient pas des plus bas emplois du lénoci-
nium et quand ils ne se soumettaient point
à de plus viles complaisances pour leurs
malades.

Les archiatres populaires, il n'en faut pas
douter, étaient placés sous l'autorité immédiate de l'édile : la médecine légale résultait
donc de cette organisation, mais il est impossible de dire les matières qu'elle em-
brassait et l'action qu'elle pouvait avoir
dans la police des prostituées. Nous n'avons
pas même, à ce sujet, un seul texte qui
puisse nous guider ou seulement nous éclai-

rér. Les probabilités ne manquent pas pour
nous faire supposer que ces médecins d'ar-
rondissement ou de région avaient les yeux
ouverts sur la santé des mérétrices inscrites.
Peut-être, même, ces mérétrices se trou-
vaient-elles astreintes à la visite et à la sur-
veillance de certains médecins particuliers,
puisque les vestales et les gladiateurs
avaient aussi leurs médecins à part. Le
Code de Théodose parle formellement des
vestales et des gymnases. Deux inscriptions
antiques constatent les fonctions des médecins du Cirque ; l'une de ces inscriptions
nous donne le nom d'Eutychus, médecin
des jeux du matin (*medicus ludi matutini*).
Il est donc tout naturel que les mérétrices
aient aussi leurs médecins, plus expérimen-
tés, plus savants que les autres dans le
traitement des maladies impures. Quant
aux courtisanes, qui n'étaient pas sous la
tutelle de l'édile, elles avaient préféré probablement aux médecins ces vieilles femmes
qu'on nommait *medicæ* et qui n'étaient pas
seulement sages-femmes (*obstetrices*), car
elles s'adonnaient autant à la magie qu'à la

médecine empirique. La qualité de *medica* qu'elles prenaient dans l'exercice de leur art prouve qu'elles le pratiquaient souvent avec l'autorisation de l'édile et du collège des archiatres. Gruter rapporte cette inscription : SECUNDA L. LIVILLÆ MEDICA, mais il ne l'explique pas. Cette L. Livilla avait-elle en sa maison deux femmes esclaves expertes dans l'art de guérir, deux sages-femmes, deux faiseuses d'onguents et d'antidotes ? ou bien ne s'agit-il que d'une seule *medica*, heureuse dans ses cures, *secunda?* On comprend, d'ailleurs, que les femmes qui dans leurs accouchements ne recevaient pas les soins d'un médecin, mais ceux de l'*obstetrix*, ne voulaient pas davantage se confier aux regards indiscrets d'un homme, lorsqu'elles étaient affligées de quelque maladie secrète ou honteuse (*pudenda*). Il fallait donc des femmes médecins qui traitassent les affections des femmes, et quand celles-ci étaient assez riches pour entretenir un certain nombre d'esclaves et de servantes, il y avait parmi elles un médecin domestique, qui se chargeait de

diriger et de surveiller la santé de sa maîtresse. Il y avait aussi certainement des
femmes, libres ou affranchies, qui pratiquaient la médecine et la chirurgie pour
leur propre compte, et c'était à elles que
s'adressaient les femmes du peuple qui
avaient la pudeur de ne pas se mettre dans
les mains des médecins.

Une épigramme de Martial, contre Lesbie, courtisane grecque qui avait eu quelque
vogue, fait allusion à une de ces maladies
sexuelles, que les femmes, même les éhon-
tées, eussent rougi de divulguer à un médecin d'un autre sexe que le leur : « Chaque
fois que tu te lèves de ta chaise, j'ai souvent
remarqué, malheureuse Lesbie, que ta tu-
nique se colle à ton derrière (*pædicant
miseram, Lesbia, te tunicæ*), et que, pour
la détacher, tu la tires à droite et à gauche,
avec tant d'effort que la douleur t'arrache
des larmes et des gémissements ; car l'étoffe
adhère à tes fesses et pénètre dans ton rec-
tum, comme un vaisseau pris entre deux
rochers des Symplegades. Veux-tu obvier
à ce honteux inconvénient ? je t'apprendrai

un moyen, Lesbie : Ne te lève ni ne t'as-
sieds ! » C'était pour des affections locales
du même genre, que les bains de siège sont
souvent recommandés par Celse et par les
médecins romains. Le meuble qui servait à
prendre ces bains de siège, aussi fréquents
en bonne santé qu'en état de maladie, était
de différentes formes, carré, rond ou ovale,
en bois, en terre cuite, en bronze et même
en argent. On le nommait *solium*, comme si
une femme, en l'occupant, siégeait sur un
trône, avant ou après l'acte le plus délicat
de sa royauté. Un ancien commentateur de
Martial dit que les femmes de Rome, ma-
trones ou courtisanes, à l'époque du luxe et
de la mollesse asiatique, auraient tout re-
fusé à leurs amants ou à leurs maris, si on
ne leur eût pas permis de se laver (*abluere*)
dans un bidet d'argent. Ces ablutions devinrent d'autant plus fréquentes que les
femmes étaient moins saines et que la santé
des hommes se trouvait plus exposée. On
doit attribuer à ces ablutions et à celles qui
se renouvelaient sans cesse dans les bains
et les étuves, on doit attribuer aux frictions

et aux fomentations qui les accompagnaient toujours, une foule de guérisons des maladies récentes ou légères; en tous les cas, le développement des affections vénériennes rencontrait de puissants obstacles dans l'usage journalier et presque continuel des bains sudorifiques.

Les médecins, surtout ceux qui avaient une nombreuse et riche clientèle, dédaignaient certainement de s'abaisser au traitement des maladies secrètes; ils ne l'entreprenaient qu'avec répugnance, dans l'espoir d'être généreusement rétribués. Ce dédain médical à l'égard de ce genre de maladies nous paraît ressortir des habitudes mêmes de ces médecins célèbres qui arrivaient chez leurs malades avec un cortège de vingt, de trente et quelquefois de cent disciples, comme le dit Martial. Le nombre de ces disciples indiquait proportionnellement le mérite ou plutôt la réputation de leur maître; et tous venaient, après lui, tâter le pouls du malade et juger des diagnostics du mal. On n'a pas besoin de démontrer qu'un malade vénérien ne se livrait pas ainsi en

spectacle aux observations médicales et
aux quolibets de la suite d'un médecin. Il y
avait donc des médecins ou des pharmacopoles qui s'appropriaient le traitement des
maladies secrètes et qui entouraient de
mystère et d'une discrétion à l'épreuve ce
traitement, que la médecine empirique se
voyait trop souvent forcée d'abandonner à
la chirurgie. Un mal obscène, longtemps
négligé d'abord, puis largement traité par
l'empirisme, se terminait d'ordinaire par
une opération terrible dont parle Martial
dans cette épigramme : « Baccara, le Grec,
confie la guérison de ses parties honteuses
à un médecin, son rival; Baccara sera châ-
tré. « Une autre épigramme de Martial, sur
la mort de Festus, nous permet de supposer
que les malades désespéraient souvent de
leur guérison, et se tuaient pour échapper
à d'incurables infirmités, à une agonie douloureuse. Telle fut la fin de l'ami de l'empereur Domitien, du noble Festus, qui,
atteint d'un mal dévorant à la gorge, mal
horrible envahissant déjà son visage, réso-
lut de mourir, et consola lui-même ses amis

avant de se frapper stoïquement d'un poi-
gnard, comme le grand Caton.

Les guérisons étaient, devaient être longues et difficiles, lorsque le mal avait eu le
temps de s'étendre et de s'enraciner. Les
charlatans, qui vendaient sans contrôle une
quantité de drogues en tablettes et en
bâtons portant leur cachet, profitaient
nécessairement de l'embarras où se trouvait le malade privé de médecin. Dans bien
des circonstances, la superstition se chargeait seule de lutter contre la maladie, dont
elle n'arrêtait guère les progrès. Le misé-
rable patient allait de temple en temple, de
dieu en déesse, avec des offrandes, des
prières et des vœux. Les malades qui
avaient le moyen de se faire peindre des
tableaux votifs, faisaient suspendre ces
tableaux dans les sanctuaires de Vénus, de
Priape, d'Hercule ou d'Esculape. Il est
permis de croire que la décence était res-
pectée dans ces peintures allégoriques.
Cependant on suspendait aussi autour des
autels de toutes les divinités les représen-
tations figurées des organes malades, en

plâtre, en terre cuite, en bois, en pierre ou en métal précieux. On offrait des sacrifices expiatoires, dans lesquels figuraient toujours les gâteaux de pur froment (*coliphia*), qui avaient la forme des parties sexuelles et qui affectaient les plus extravagantes proportions. Les prêtres de certains dieux et déesses ne mangeaient pas d'autre pain que ces gâteaux obscènes, que les libertins réservaient aussi pour leur joyeuse table : *Illa silegineis pinguescit adultera cunnis*, dit Martial, qui attribue à cette pâtisserie une action favorable à l'embonpoint. Les chapelles et les temples qui voyaient affluer le plus de malades et d'offrandes étaient ceux dont les prêtres se mêlaient de médecine. Au reste, tout le monde avait le droit de se dire médecin à Rome et de fabriquer des drogues. Les maladies secrètes ouvraient un vaste champ aux spéculations du charlatanisme, et parmi ces spéculateurs, les oculistes n'étaient pas les moins ingénieux; les barbiers ne se bornaient pas non plus à manier le peigne et le rasoir; les barbiers, ces lénons astucieux qui tendaient la main à tous les commerces de la prostitution, regardaient comme leur propriété les maladies qui en provenaient; les esclaves des bains, les *unctores*, les *aliptes* des deux sexes, connaissaient naturellement tous les secrets de la santé de leurs clients, et après leur avoir fourni des moyens de débauche, ils leur fournissaient des moyens de guérison; enfin, les maladies de Vénus étaient si multiples et si ordinaires, que chacun s'était fait une hygiène à son usage, et pouvait au besoin se traiter soi-même sans prendre aucun confident et sans avoir à craindre aucune indiscrétion.

Et pourtant ces maladies, si nombreuses, si variées, si singulières chez les anciens, sont restées dans l'ombre, et les plus grands médecins de l'antiquité semblent s'être entendus tacitement pour les tenir cachées sous le manteau d'Esculape. Mais on peut aisément s'imaginer ce qu'elles étaient, quand on songe à l'effroyable déréglement des mœurs dans la Rome des empereurs; quand on voit la prostitution guetter les enfants au sortir du berceau et s'en saisir

avec une cruelle joie, avant qu'ils aient
atteint leur septième année. « Que mon
bon génie me confonde, s'écrie la Quartilla
de Pétrone, si je me souviens d'avoir
jamais été vierge! (*Junonem meam iratam
habeam, si unquam me meminerim vir-
ginem fuisse!*) » Le mal vénérien était
inhérent à la prostitution et se répandait
partout avec elle. Si la santé d'un maître
devenait suspecte, celle de tous ses esclaves
courait de grands risques. Un orateur
romain, Acherius, contemporain d'Horace,
n'avait-il pas osé dire hautement en plai-
dant une cause criminelle : « La complai-
sance impudique est un crime chez l'homme
libre, une nécessité chez l'esclave, un
devoir chez l'affranchi (*Impudicitia, inquit
Acherius, in ingenuo crimen est, in servo
necessitas, in libero officium*)! » C'est
Cœlius Rhodiginus qui rapporte, dans ses
Antiquæ Lectiones, cet abominable apoph-
tegme des *pœdicones*.

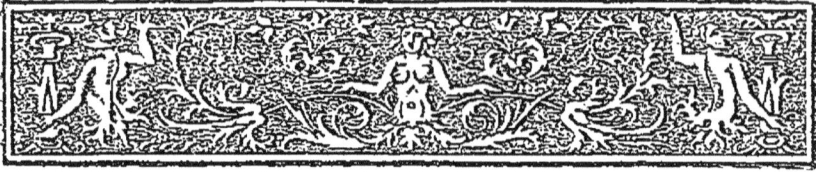

CHAPITRE II.

'APPARITION ou plutôt le développement des maladies vénériennes en France, comme dans toute l'Europe, à la fin du xvᵉ siècle, changea en quelque sorte la face de la Prostitution légale et faillit amener sa ruine définitive. En voyant ces terribles maladies attaquer dans son principe la société tout entière, les hommes les plus éclairés et les plus libres de préjugés purent croire que la débauche publique était l'unique cause d'un pareil fléau, tandis que les esprits prévenus et crédules regardaient ce fléau comme une punition du ciel, frappant l'incontinence dans ce qu'elle avait de plus cher. Alors les magistrats se repentirent d'avoir autorisé et organisé l'exercice du péché qui entraînait de si fatales conséquences, et le premier remède qu'ils opposèrent à l'invasion de cette nouvelle peste fut la suspension des règlements de tolérance, en vertu desquels il y avait dans chaque ville un foyer permanent d'infection morbide. Mais on jugea bientôt inutile d'arrêter le cours régulier de la Prostitution, quand on eut reconnu que la source du mal n'était pas seulement dans les mauvais lieux. On prit toutefois des mesures de police sanitaire que la nécessité n'avait pas encore prescrites, et l'on soumit à l'enquête des médecins la vie dissolue des femmes communes. Ce fut une amélioration notable dans le régime de la tolérance pornographique, et, depuis cette époque, l'administration municipale eut à se préoccuper sérieusement de la santé publique dans toutes ces questions délicates qui n'avaient intéressé jusqu'alors que la morale et l'ordre public.

Nous devons traiter ici de l'origine de la syphilis, puisque les circonstances ont fait que le nom de *mal français* lui fut donné au moment de son explosion en Europe, et puisque ce nom se rattache, en effet, aux événements qui accompagnèrent son entrée en France; mais nous proposons d'abord de poursuivre une thèse que nous avons déjà soutenue sur l'ancienneté des maladies vénériennes. Sans doute, ces maladies, de même que la plupart des épidémies et des contagions, subirent une foule de métamorphoses, notamment dans leurs symptômes, en raison de la variété des conditions locales atmosphériques et naturelles qui présidaient à leur naissance; sans doute, ce hideux fléau, que la science, après trois siècles et demi d'études approfondies, considère toujours comme un protée insaisissable, n'avait pas, avant l'année 1493 ou 1496, les caractères effrayants, et surtout le virus propagateur, qu'on observa pour la première fois à cette époque, où les cas

d'exception devinrent des cas généraux.
Toutefois, le mal vénérien existait, le même
mal, depuis la plus haute antiquité, comme
nous l'avons démontré, et l'on ne se fût pas
inquiété de lui plus que de toute autre
maladie chronique, si une réunion de circonstances imprévues et inappréciables ne
lui avait communiqué tout à coup les
moyens de se répandre, de se multiplier,
de s'aggraver avec une sorte de fureur.
Nous avons prouvé, d'après le témoignage
de Celse, d'Arétée et des plus illustres
médecins grecs et romains, que la véritable
syphilis, qu'on s'obstine à faire contempo-
raine de la découverte de l'Amérique,
n'avait pas tardé à suivre à Rome la lèpre
et les maladies cutanées qui furent apportées d'Asie et d'Afrique avec les dépouilles
des peuples conquis. Il n'était pas difficile
de faire comprendre, en remontant à ces
prémices morbifiques, que l'épouvantable
débauche romaine avait réchauffé dans son
sein les germes de toutes les affections
vénéréiques et que leur impur mélange
avait créé des maux inconnus qui retour-

naient sans cesse à leur source en la corrompant toujours davantage. Nous persis-
tons à croire, cependant, que la transmission
du virus n'était pas aussi prompte ni aussi
fréquente qu'elle l'est devenue dans les
temps modernes, et il est probable, en outre,
que les anciens qui possédaient plus de cinq
cents espèces de collyres pour les maux
d'yeux, avaient autant de recettes curatives
pour les infirmités de l'amour. Nous allons,
à travers le moyen âge, signaler la marche
éclatante du mal vénérien sous des noms
différents, jusqu'à ce qu'il soit arrivé à sa
dernière transformation avec le nom de
grosse vérole.

Ce mal obscène a toujours existé à l'état
chronique chez des individus isolés; il s'est
reproduit par contagion, avec une grande
variété d'accidents résultant du tempérament des malades et dérivant d'une foule
de circonstances locales qu'il serait impossible d'énumérer ou de caractériser; mais il
prenait toujours son germe dans un commerce impur, et il ne se développait pas de
lui-même, sans cause préexistante d'infec-

tion, au milieu de l'exercice modéré des rapports sexuels. La prostitution était le foyer le plus actif de cette lèpre libidineuse, qui se répandait avec plus ou moins de malignité suivant le pays, la saison, le sujet, etc. Il n'y avait que les débauchés qui allassent se gâter à cette honteuse source, et le mal restait en quelque sorte circonscrit et confiné parmi ces êtres dégradés qui n'avaient aucun contact avec les honnêtes gens. Cependant, à certaines époques, et par suite d'une agrégation de faits physiologiques, la maladie s'exaspérait et sortait de ses limites ordinaires, en s'associant à d'autres maladies épidémiques ou contagieuses; elle se multipliait alors avec les symptômes les plus affreux, et elle menaçait d'empoisonner la population tout entière qu'elle décimait; après avoir fait des ravages manifestes et cachés elle s'arrêtait, elle s'assoupissait tout à coup. Ce n'était jamais la médecine qui s'opposait à sa marche occulte et qui la combattait en face par des remèdes énergiques, c'était la religion, qui ordonnait des pénitences publiques et qui éloignait ainsi les périls de la contagion, en faisant la guerre au péché qui en était la cause immédiate. La privation absolue des joies de la chair, pendant un laps de temps assez considérable, était le remède le plus efficace que le clergé ou plutôt l'épiscopat français, si prévoyant et si ingénieux à faire le bien du peuple, eût imaginé contre les progrès du fléau pestilentiel. Durant ces longues crises de la santé publique, il faut dire que la prostitution légale disparaissait complètement : les mauvais lieux étaient fermés; les femmes communes devaient, sous peine de châtiment arbitraire, s'interdire leur dangereux métier, et la police municipale avait des prescriptions si sévères à cet égard, que, dès le début d'une épidémie au seizième siècle, on chassait ou l'on emprisonnait toutes les femmes suspectes, et on les tenait enfermées jusqu'à ce que le mal eût disparu.

N'oublions pas de constater que le climat de la Gaule n'était que trop favorable aux maladies pestilentielles et à toutes les affections de la peau. D'immenses marécages,

6

des forêts impénétrables entretenaient sur tous les points du territoire une humidité putride et malsaine, que les chaleurs de l'été chargeaient de miasmes délétères et empoisonnés. Le sol, au lieu d'être assaini par la culture, dégageait incessamment des émanations morbides. La nourriture et le genre de vie des habitants ne s'accordaient guère, d'ailleurs, avec les préceptes de l'hygiène : ils couchaient par terre, sur des peaux de bêtes, sans autre abri que des tentes de cuir ou des cabanes de branchages; ils mangeaient peu de pain et beaucoup de viande, beaucoup de poisson, beaucoup de chair salée, car ils nourrissaient de grands troupeaux de porcs noirs sur la lisière des bois druidiques. On ne s'étonnera donc pas que l'éléphantiasis et les autres hideuses dégénérescences de la lèpre fussent déjà bien acclimatées dans les Gaules au deuxième siècle de l'ère moderne. Le savant Arétée, qui paraît avoir écrit sous Trajan le traité *De Curatione elephantiasis,* dit que les Celtes ou Gaulois ont une quantité de remèdes contre cette terrible maladie, et

qu'ils emploient surtout de petites boules
de nitre avec lesquelles ils se frottent le
corps dans le bain. Marcellus Empiricus,
qui exerçait la médecine à Bordeaux du
temps de l'empereur Gratien, rapporte que
le médecin Soranus avait entrepris de guérir, dans la province Aquitanique seulement, deux cents personnes attaquées de la
mentagre et de dartres sordides qui se réper-
cutaient par tout le corps. Nous avons
prouvé que le mal vénérien n'était qu'une
forme de la lèpre contractée dans l'habitude
des rapports sexuels. Nous avons laissé
entendre comment d'abominables aberra-
tions des sens avaient pu, en cas excep-
tionnel, centupler les forces du virus, en le
portant dans les parties de l'organisme les
moins propres à le recevoir; nous avons
enfin appliqué aux origines de l'éléphantiasis les suppositions que nous verrons
remettre en avant, par les médecins du
quinzième siècle, à l'occasion du mal de
Naples, dans lequel on voulut reconnaître
les monstrueux effets des désordres du
crime contre nature.

Ce fut pendant le sixième siècle que le
mal vénérien sévit en France avec les
apparences d'une épidémie : on le nomma
lues inquinaria ou *inguinaria*. Selon la
première dénomination, ce mal était une
souillure, peut-être une gonorrhée, telle que
les livres de Moïse l'ont décrite (*Lévitiq.,*
ch. 15); selon la seconde qualification de ce
mal, que Grégoire de Tours signale souvent
sans indiquer sa nature, c'était une inflammation des aines, où se formait un ulcère
malin qui causait la mort, après des souffrances inouïes. Dom Ruinart, dans son
édition de l'Histoire de Grégoire de Tours,
note que cet ulcère inguinal tuait le malade
à l'instar d'un serpent (*lues inguinaria sic
dicebatur, quod, nascente in inguine vel in
axilla, ulcere in modum serpentis interfi-
ceret*). Le Glossaire de Ducange a bien
recueilli, dans l'édition des Bénédictins, les
deux noms de cette *pestilence,* qui fit sa
première apparition en 546 et qui revint
plusieurs fois à la charge sur des populations adonnées aux hideux égarements de
la débauche antiphysique. Mais les doctes

éditeurs ont négligé de faciliter les inter-
prétations de ces deux noms, attribués à
la même maladie, par le rapprochement
lumineux des passages où il est question
d'elle dans les chroniqueurs contemporains. L'origine infâme de cette maladie
nous paraît assez indiquée par l'horreur
qu'elle inspirait et qui ne résidait pas seulement dans la crainte de la mort, car ceux
qui en étaient atteints semblaient frappés
de la main de Dieu, à cause de leurs souillures : l'enflure et la purulence des organes
de la génération, les bubons des aines, le
flux de sang des intestins, les abcès gangré-
neux aux cuisses, en disent assez sur la
nature de cette contagion obscène.

Elle reparut avec de nouveaux symptômes en 945, après l'invasion des Normands, qui pourraient bien n'y avoir pas
été étrangers. Flodoard s'abstient néanmoins de toute conjecture impudique à cet
égard : « Autour de Paris et en divers
endroits des environs, dit-il dans sa Chronique, plusieurs hommes se trouvèrent affligés d'un feu en diverses parties de leur

corps, qui insensiblement se consumoit
jusqu'à ce que la mort finît leur supplice,
dont quelques-uns se retirant dans quelques
lieux saints, s'échappèrent de ces tourments;
mais la plupart furent guéris à Paris, en
l'église de la sainte mère de Dieu, Marie,
de sorte qu'on assure que tous ceux qui
purent s'y rendre furent garantis de cette
peste, et le duc Hugues leur donnoit tous
les jours de quoi vivre. Il y en eut quelques-uns qui, voulant retourner chez eux,
sentirent rallumer en eux ce feu qui s'étoit
éteint, et, retournant à cette église, furent
délivrés. » Sauval, qui nous fournit cette
traduction naïve, ajoute que, « comme les
remèdes ne servoient de rien, on eut
recours à la Vierge, dans l'église Nostre-
Dame, qui servit d'hospital dans cette
occasion. » On trouve, en effet, dans le
grand Pastoral de cette église, sous l'année
1248, une charte capitulaire relative à six
lampes ardentes, qui éclairaient nuit et jour
l'endroit où gisaient pêle-mêle les pauvres
moribonds, affligés de cette vilaine maladie,
qu'on appelait le *feu sacré* (*ubi infirmi et*

morbo, qui ignis sacer vocatur, in ecclesiâ laborantes, consueverunt reponi). « La plupart des auteurs qui ont parlé de cette horrible maladie, dit le savant compilateur du *Mémorial portatif de chronologie* (t. II, p. 839), se sont accordés à lui attribuer les mêmes symptômes et les mêmes effets : son invasion était subite ; elle brûlait les entrailles ou toute autre partie du corps, qui tombait en lambeaux ; sous une peau livide, elle consumait les chairs en les séparant des os. Ce que ce mal avait de plus étonnant, c'est qu'il agissait sans chaleur et qu'il pénétrait d'un froid glacial ceux qui en étaient atteints, et qu'à ce froid mortel succédait une ardeur si grande dans les mêmes parties, que les malades y éprouvaient tous les accidents d'un cancer. » Nous pensons que les hommes du Nord avaient laissé sur leur passage cet impur témoignage de leurs mœurs dépravées, car le mal abominable qui était leur ouvrage ne s'adressait généralement qu'au sexe masculin.

Le *feu sacré* ne fut arrêté dans ses progrès que par les sages conseils de l'Église, qui s'efforça de guérir les malades qu'elle avait absous ; mais le vice des Normands s'était invétéré dans les provinces qu'ils avaient envahies. L'année 994 vit renaître le *mal des ardents*, avec les causes crimi-nelles qui l'avaient allumé la première fois, et ce mal, transmis par la débauche la plus infecte, passa promptement de la France en Allemagne et en Italie. Le xe siècle n'était, d'ailleurs, que trop propice à tous les genres de calamités qui peuvent frapper l'espèce humaine. On croyait que l'an 1000 amènerait la fin du monde, et, dans cette prévision, les méchants, qui se jugeaient destinés aux flammes de l'enfer, jouissaient de leur reste, en se livrant avec plus de fureur à leurs détestables habitudes. Les pluies continuelles, les froids excessifs, les inondations fréquentes vinrent en aide aux épidémies pour dépeupler la terre. Les champs, qu'on ne cultivait plus, se conver-tirent en bruyères, en étangs, dont les émanations infectaient l'air. Les poissons périssaient dans les rivières, les animaux dans les bois, et tous ces cadavres putrides

exhalaient des vapeurs empestées qui en-
gendrèrent une foule de maladies. Le *mal
des ardents* recommença ses moissons
d'hommes à travers la France. Le roi de
France, Hugues Capet, y succomba lui-
même, victime des soins tout paternels
qu'il avait administrés aux malades. Ceux-
ci mouraient presque tous, lorsqu'ils avaient
laissé au mal le temps de s'enraciner dans
leurs organes atrophiés. Cette affreuse contagion, contre laquelle l'art se déclarait
impuissant, parce que le vice lui disputait
toujours le terrain, avait reçu le nom de
mal sacré, à cause de son origine maudite;
car, dit le livre *de l'excellence de sainte
Geneviève,* « dans le système de la forma-
tion des noms, on impose souvent à une
chose le nom qui veut dire le contraire de
ce qu'elle comporte (*morbus igneus, quem
physici sacrum ignem appellant eâ nomi-
num institutione, quâ nomen unius con-
trarii alterius significationem sortitur*). Il
est certain que l'opinion publique, sans
trop se rendre compte de ce que ce mal
pouvait être, en attribuait l'invasion à un

châtiment du ciel et la guérison à l'intercession de la Vierge et des saints. Ce furent
sans doute les ecclésiastiques qui débapti-
sèrent le *mal sacré*, pour lui imprimer,
comme un sceau de honte, le nom de *mal
des ardents,* que le peuple changea depuis
en *mal de saint Main* et en *feu de saint
Antoine*, parce que ces deux saints avaient
eu l'honneur de guérir ou de soulager beaucoup de malades. Le pape Urbain II,
informé des miracles que les fidèles rap-
portaient à l'intercession de saint Antoine,
fonda sous l'invocation de ce saint un ordre
religieux, dont les pères hospitaliers prenaient soin exclusivement des victimes du
mal des ardents. N'oublions pas, à propos
de cette fondation, de rappeler que le porc,
qui est sujet à la lèpre et dont la chair
donne aussi la lèpre quand on ne se sert pas
d'autre aliment, devint vers cette époque
l'animal symbolique de saint Antoine.
Enfin, une simple imprécation, qui s'était
conservée dans le vocabulaire du bas peuple
jusqu'au temps de Rabelais, lequel l'a
recueillie, nous dispensera de prouver que

le feu Saint-Antoine avait la plus infâme
origine ; le peuple et Rabelais disaient
encore au xvie siècle : « Que le feu Sainct-
Antoine vous arde le boyau culier ! »

Il y eut encore plusieurs recrudescences
mémorables de cette impureté, notamment
en 1043 et en 1089 ; la dernière semble
avoir été celle de 1130, sous le règne de
Louis VI : « Il courut une estrange maladie
par la ville de Paris et autres lieux circon-
voisins, raconte Dubreul, laquelle le vulgaire surnommoit du *feu sacré* ou *des ardents* pour la violence intérieure du mal,
qui brusloit les entrailles de celuy qui en
estoit frappé, avec l'excès d'une ardeur con-
tinuelle dont les médecins ne pouvoient
concevoir la cause et par conséquent inven-
ter le remède. » Saint Antoine n'eut pas,
cette fois, le privilège exclusif des prières,
des offrandes et des guérisons. Sainte Geneviève, la bonne patronne de Paris, et saint
Marcel s'interposèrent d'intelligence pour
faire cesser le fléau. Depuis cette époque,
la petite chapelle de la sainte, dans la cité,
fut transformée en église avec le titre

de Sainte-Geneviève-des-Ardents, qu'elle
garda longtemps après que la maladie eut
été restreinte à des cas isolés. Remarquons,
toutefois, que les premiers malades de la
syphilis du xve siècle prirent tout naturellement le chemin de cette vieille église pour
y chercher des miracles curatifs. La tradition reconnaissait dans ces nouveaux invo-
cateurs de sainte Geneviève les héritiers
directs du *mal des ardents;* par la même loi
d'hérédité, les autres saints, tels que saint
Antoine, saint Main, saint Job, etc., qu'on
avait invoqués pour la guérison des maladies lépreuses et galeuses dès les plus
anciens temps, maintinrent leurs attribu-
tions à l'égard de la maladie vénérienne
proprement dite, qui n'était pas nouvelle
pour eux. Mais, à partir du xiie siècle jusqu'à l'installation du mal de Naples, toutes
les maladies honteuses, nées ou aggravées
dans un commerce impur, se trouvèrent
absorbées et enveloppées par l'hydre de la
lèpre, qui se dressait de toutes parts et qui
se multipliait sous les formes les plus dispa-
rates. La lèpre du xiie siècle, qu'elle eût ou

non une origine vénérienne, devait surtout
à la prostitution les progrès menaçants
qu'elle fit à cette époque, et que tous les
gouvernements arrêtèrent à la fois par des
mesures analogues de police et de salubrité.
Nous ne craignons pas d'avancer que le
relâchement et la suppression de ces mesures enfantèrent la syphilis du xvᵉ siècle.

Il ne faut pas induire du silence des annales de la médecine pendant cinq ou six
cents ans, que la lèpre, décrite pour la dernière fois par Paul d'Égine au vⁱᵉ siècle,
ait disparu en Europe jusqu'au xⁱᵉ siècle,
où nous la voyons éclater de nouveau avec
fureur. L'histoire de la vie privée au moyen
âge serait un monument irrécusable de
l'existence continue de l'éléphantiasis (puisque les causes qui produisent cette lèpre
mère existaient alors au plus haut degré),
si les écrivains ecclésiastiques n'étaient
remplis de témoignages qui viennent con-
firmer ce fait : le recueil des Bollandistes et
les cartulaires des églises et des monastères
font souvent mention des lépreux. Grégoire
de Tours dit qu'ils avaient à Paris une sorte

de lieu d'asile où ils se nettoyaient le corps et où ils pansaient leurs plaies. Le pape saint Grégoire, dans ses écrits, représente un lépreux que le mal avait défiguré, *quem densis vulneribus morbus elephantinus defœdaverat*. Ailleurs, il raconte que deux moines gagnèrent le même mal, *pour avoir tué un ours*, qui les gâta de telle sorte, que leurs membres tombèrent en pourriture. Dans le VIIIe siècle, Nicolas, abbé de Corbie, fit construire une léproserie, ce qui démontre suffisamment que les lépreux étaient en assez grand nombre. La loi de Rotharis, roi des Lombards, datée de 630, faisait le fonds de toutes les législations sur la matière. Partout, le lépreux était retranché du sein de la société, qui le tenait pour mort ; et si la misère le forçait à vivre d'aumônes, il ne s'approchait de personne et il annonçait sa présence par le bruit d'une cliquette de bois. Malgré ces précautions législatives, les lépreux parvenaient quelquefois à cacher leur triste état de santé et à contracter mariage avec des personnes saines ; de là le capitulaire de Pepin pour la dissolution de

ces mariages, en 737. Un autre capitulaire
de Charlemagne, en 789, défend aux lépreux, sous des peines très sévères, de fré-
quenter la compagnie des gens sains. On
comprend sans peine que les relations
sexuelles étaient le plus dangereux auxiliaire de la contagion, qui ne se propageait
pas trop, grâce à l'horreur générale qu'inspiraient les lépreux, grâce surtout à l'inter-
vention préventive de la police municipale.

Mais, comme nous l'avons déjà fait
observer, c'était l'influence ecclésiastique
qui avait le plus d'action sur les mœurs et
sur leurs conséquences : la pénitence se
chargeait bien souvent d'une sorte de régime hygiénique, et la confession rempla-
çait les consultations médicales. Le prêtre
s'occupait de la santé physique de ses
ouailles comme de leur santé morale, et il
ne les maintenait parfois dans la bonne voie
qu'en les menaçant de ces maux hideux que
la punition de Dieu envoyait comme une
marque de réprobation aux libertins et aux
infâmes. Il est à constater que les épidémies
coïncidaient toujours avec des temps de

corruption sociale, et que le dérèglement des mœurs publiques entraînait avec lui la perte de l'économie sanitaire. Les classes honnêtes se voyaient avec stupeur atteintes des maux impurs qui devaient être endémiques parmi l'immense tourbe des vagabonds, des mendiants, des débauchés et des filles perdues, errant dans les champs ou relégués dans les cours des Miracles. C'était là que la maladie vénérienne puisait, dans la débauche et la misère, ses symptômes les plus caractérisés et ses plus hideuses métamorphoses. Jamais un *mire* ou un *physicien* n'avait pénétré dans ces repaires inabordables, pour y étudier les maladies sans nom qui les habitaient et qui se combinaient avec les plus monstrueuses variétés, en se mêlant sans cesse, en se dévorant l'une par l'autre. Il est certain que les misérables que réunissait cette vie *truande* n'avaient aucun contact avec la population saine et honnête, excepté à des époques de crise et de débordement, après lesquelles le flot impur rentrait dans son lit et laissait au temps, à la religion et à la police humaine, le soin d'effacer ses traces. C'est ainsi que la lèpre se répandit tout à coup, comme un torrent qui a rompu ses digues, à travers le corps social, qu'elle aurait empoisonné, si la prudence et l'énergie du pouvoir n'eussent élevé une barrière contre les envahissements de la contagion. Les croisades avaient réuni, pour ainsi dire, toutes les fanges de la société, et mélangé dans un étrange bouleversement la noblesse avec le peuple. Les règlements de police ne soutinrent pas le choc de cette armée de pèlerins qui s'en allaient mourir ou chercher fortune en Orient. La prostitution la plus audacieuse gangrena ces hordes indisciplinées. A leur retour, après les aventures de la Palestine, tous les pauvres croisés étaient plus ou moins suspects de lèpre ou de *mésellerie;* les uns ladres verts, les autres ladres blancs, la plupart rapportant avec eux les fruits amers de la débauche orientale : on peut assurer que la maladie vénérienne n'était alors qu'une des formes de la lèpre.

Il fallut soumettre—les lépreux à une

rigoureuse police de salubrité, qui fut
renouvelée trois siècles plus tard contre les
vérolés, et qui avait pour but d'empêcher
la contagion de se répandre davantage. De
même que dans le code de Rotharis, le
lépreux était censé mort, du moment où il
entrait dans la léproserie, accompagné des
exorcismes et des funérailles d'usage. Le
curé lui jetait trois fois de la terre du cime-
tière sur la tête, en lui adressant ces lugu-
bres injonctions : « Gardez-vous d'entrer
en nulle maison que votre borde. Quand
vous parlerez à quelqu'un, vous irez au-
dessous du vent. Quand vous demanderez
l'aumône, vous sonnerez votre crécelle.
Vous n'irez pas loin de votre borde, sans
avoir votre habillement de bon malade.
Vous ne regarderez ni puiserez en puits ou
en fontaine, sinon les vôtres. Vous ne pas-
serez pas planches ni ponceau où il y ait
appui, sans avoir mis vos gants, » etc. On
lui défendait, en outre, de marcher nu-pieds,
de passer par des ruelles étroites, de toucher les enfants, de cracher en l'air, de
frôler les murs, les portes, les arbres, en

passant; de dormir au bord des che-
mins, etc. Quand il venait à mourir, il
n'avait pas même de sépulture au milieu
des chrétiens, et ses compagnons de misère
étaient requis de l'enterrer dans le cime-
tière de la léproserie. Jamais un lépreux ne
pouvait, fût-il guéri, rentrer dans le cercle
de la *loi mondaine* et vivre dans l'intérieur
de la ville sous le régime de la vie commune. Il y avait pourtant bien des degrés
dans la maladie, qui n'était pas absolument
incurable, et qui ne se montrait pas toujours en signes apparents; mais, comme
elle affligeait de préférence la classe la plus
pauvre, les médecins ne songeaient pas
plus à la traiter, que les malades à se faire
soigner. Ceux-ci, qu'ils le fussent de naissance ou par accident, se regardaient
comme voués irrévocablement à la lèpre et
se livraient en proie aux ravages de cette
affreuse infirmité, qui, faute de soins, ne
faisait que s'accroître et s'exaspérer jusqu'à
ce qu'elle eût détruit tous les organes
vitaux. Quelquefois, le mal était stationnaire, et quoique son principe subsistât

dans l'individu, ses effets se trouvaient para-
lysés ou assoupis par une bonne constitution ou par quelque cause inappréciable.
Tout commerce avec les lépreux de profession fut interdit aux personnes saines
par le dégoût et l'effroi qu'ils excitaient
plutôt encore que par la loi qui les tenait à
l'écart sous peine de mort. Mais, en com-
pensation, les lépreux communiquaient
entre eux librement; ils avaient des femmes, des enfants, des ménages; ils ne se
croyaient étrangers à aucun des sentiments
qui poussent l'homme à se reproduire, et
c'est ainsi que leur race se perpétuait au
milieu d'une population qui évitait leur
vue et leur approche; c'est ainsi que la
lèpre passait de génération en génération
et gâtait l'enfant dès le ventre de la mère.
Cependant les lépreux ne se multipliaient pas
comme on aurait pu le croire, car le germe
de mort qu'ils portaient en eux-mêmes les
décimait sans cesse, après les avoir changés
en cadavres ambulants. Le fils d'un lépreux
était ordinairement plus lépreux que son
père, et le mal, en se transmettant de la

sorte, prenait de nouvelles forces, au lieu
de s'affaiblir; la famille la plus nombreuse
s'éteignait, en se consumant, dans l'espace
d'un siècle. Voilà pourquoi la lèpre disparut
presque avec les lépreux au bout de quelques siècles, quoique la plupart des ladres
fussent très ardents et très aptes à procréer
leurs semblables.

· Le caractère le plus général de la lèpre
était une éruption de boutons par tout le
corps, notamment au visage; mais ces
boutons, qui se renouvelaient sans cesse, se
distinguaient par la variété de leurs formes
et de leurs couleurs : les uns, durs et secs;
les autres mous et purulents; ceux-ci, croû-
televés; ceux-là, crevassés; blancs, rouges,
jaunes, verts, tous hideux à la vue et à
l'odorat. Quant aux signes uniformes de la
maladie, le célèbre Guy de Chauliac en
compte six principaux, que Laurent Joubert
définit en ces termes, dans sa *Grande Chirurgie,* au chapitre de la ladrerie: « Rondeur
des yeux et des oreilles, dépilation et gros-
sesse ou tubérosité des sourcils, dilatation
et toursure des narilles par dehors avec

étroitesse intérieure, laideur des lèvres,
voix rauque comme s'il parlait du nez,
puanteur d'haleine et de toute la personne,
regard fixe et horrible. » Guy de Chauliac,
qui vivait au xIVᵉ siècle, avait eu sous les
yeux une foule de sujets, que ne fut pas à
même d'observer Laurent Joubert, qui écrivait sur la ladrerie à la fin du xVIᵉ siècle,
lorsqu'elle n'existait plus guère que de nom.
Les signes équivoques de la lèpre étaient
au nombre de seize : «Le premier est dureté
et tubérosité de la chair, spécialement des
jointures et extrémités ; le second est couleur de Morphée et ténébreuse ; le troisiesme
est cheute des cheveux et renaissance de
subcils ; le quatriesme, consomption des
muscles, et principalement du poulce ;
cinquiesme, insensibilité et stupeur, et
grampe des extrémitez ; sixiesme, rogne et
dertes, copperose et ulcérations au corps ;
le septiesme est grains sous la langue, sous
les paupières et derrière les oreilles ; hui-
tiesme, ardeur et sentiment de piqueure
d'aiguilles au corps ; neuviesme, crespure
de la peau exposée à l'air, à mode d'oye

plumée; dixiesme, quand on jette de l'eau
sur eux, ils semblent oingtz; unziesme, ils
n'ont guères souvent fièvre; douziesme,
ils sont fins, trompeurs, furieux, et se veu-
lent trop ingérer sur le peuple ; treisiesme,
ils ont des songes pesans et griefs; quator-
ziesme, ils ont le poulx débile; quinziesme,
ils ont le sang noir, plombin et ténébreux,
cendreux, graveleux et grumeleux; sei-
ziesme, ils ont les urines livides, blanches,
solides et cendreuses. » Nous verrons plus
tard que ces symptômes sont presque iden-
tiques avec ceux de la grosse vérole, qui ne
fut qu'une renaissance de la lèpre, sous
l'influence des guerres d'Italie.

La lèpre avait, d'ailleurs, une infinité
d'autres caractères particuliers, que déter-
minaient les circonstances locales et climatériques. Par exemple, le *mal des ardents*,
qui avait dégénéré en gonorrhée virulente,
provenait encore de la cohabitation avec
une personne lépreuse. Dans cette maladie,
qu'on nommait l'*ardeur*, l'*arsure*, l'*incendie*,
l'*échauffaison* (en anglais *brenning*), les parties génitales étant attaquées de phlogose,

d'érysipèle, d'ulcérations, de phlyctènes, etc.,
le malade éprouvait de vives douleurs en
urinant. Un savant médecin du xiiie siècle,
nommé Théodoric, dit textuellement, dans
le livre VI de sa Chirurgie, que quiconque
approche une femme qui a connu un lépreux
contracte un *mauvais mal*. Dans un traité
de Chirurgie attribué à Roger Bacon, qui
écrivait à la même époque, on trouve une
description des maux horribles qui pouvaient suivre un commerce impur de cette
espèce. Plusieurs médecins anglais contemporains ont étudié ce genre d'affection
vénérienne, qui régnait à Londres aux xiii^e
et xive siècles, comme nous aurons lieu de
le raconter en parlant de l'Angleterre. Un
de ces médecins, Jean de Gaddesen, consacre un chapitre de sa *Practica medicinæ seu Rosa anglicana* aux accidents qui
résultent de la fréquentation impudique des
lépreux et des lépreuses. « Celui, dit-il, qui
a couché avec une femme à laquelle un
lépreux a eu affaire, ressent des piqûres
entre cuir et chair, et quelquefois des échauf-
fements par tout le corps. » Les médecins

anglais de ce temps-là nous fournissent sur
la lèpre vénérienne plus de renseignements
que les médecins italiens et français, parce
que les lois contre les lépreux étaient beaucoup moins rigoureuses en Angleterre que
partout ailleurs : aussi, les cas de contagion
lépreuse y furent-ils plus communs et plus
graves que dans tout autre pays.

Grâce aux mesures énergiques et géné-
rales qui furent prises dans toute l'Europe,
excepté peut-être en Angleterre, pour arrêter les progrès de la lèpre et des maladies
qui en dépendaient, on put conserver saine
et sauve la majeure partie de la population.
Du temps de Matthieu Paris, qui écrivait
au milieu du XIIIe siècle, il y avait plus de
dix-neuf mille léproseries en Europe. Deux
siècles plus tard, les léproseries de la
France étaient en ruines et abandonnées,
faute de malades. Elles furent accaparées
successivement par des parasites, au moyen
de la suppression des titres de fondation et
des contrats de rente ; en sorte que, par son
ordonnance de 1543, François Ier provo-
qua presque inutilement la recherche de

ces chartes et titres perdus ou dérobés.

Il est donc certain que, dans l'intervalle de deux ou trois siècles, la grande lèpre ou éléphantiasis avait à peu près disparu avec les malheureux qui en étaient atteints et qui n'avaient pas réussi à se perpétuer au delà de trois ou quatre générations. Quant à la petite lèpre et à ses dérivatifs, ils se déguisaient sous des dehors moins inquiétants, et ils allaient toujours s'affaiblissant dans leurs symptômes extérieurs, quoique le germe du mal fût toujours dans un sang qui l'avait reçu de naissance ou par transmission contagieuse. La société, qui avait rejeté de son sein les lépreux, se trouva donc de nouveau envahie par eux, ou du moins par leurs enfants, et la lèpre, en perdant une partie de ses hideux phénomènes, recommença sourdement à travailler la santé publique. Ce fut par la prostitution que cette infâme maladie rentra dans les classes abjectes et se glissa jusqu'aux plus élevées, à la faveur de ses secrètes métamorphoses. Nous ne doutons pas que le mal de Naples, qui n'était autre qu'une résurrection de la lèpre combinée avec d'autres maux, a fait silencieusement son chemin dans les lieux de débauche et dans les mystères de l'impudicité, avant d'éclater au grand jour, sous le nom de *grosse vérole*, par toute l'Europe à la fois.

Nous parlions plus haut de *l'arsure* qui avait infecté les mauvais lieux de Londres, tellement qu'il fallut, en 1430, faire des lois de police pour empêcher, sous peine d'amende, de recevoir dans ces maisons aucune femme atteinte de l'arsure, et pour faire garder à vue celles qui seraient attaquées de cette détestable maladie (*infirmitas nefanda,* disent ces lois sanitaires, citées par Guillaume Beckett dans le tome XXX des *Transactions philosophiques*). Voici maintenant les témoignages de quelques médecins et chirurgiens, qui ne nous permettent pas de croire que les maladies vénériennes fussent seulement contemporaines de la découverte de l'Amérique. Guillaume de Salicet, médecin de Plaisance au XIIIᵉ siècle, n'oublie pas dans sa chirurgie, au chapitre intitulé *De Apos-*

temate in inguinibus, le bubon ou dragonneau, ou abcès de l'aine, qui se forme quelquefois, dit-il, « lorsqu'il arrive à l'homme une corruption dans la verge, pour avoir eu affaire à une femme malpropre. » (*Traité des Malad. vénér.,* par Astruc, trad. par Louis, t. Ier, p. 134 et suiv.) Le même praticien, dans un autre chapitre, traite des pustules blanches et rouges, de la dartre miliaire et des crevasses qui viennent à la verge ou autour du prépuce, et qui sont occasionnées « par le commerce qu'on a eu avec une femme sale ou avec une fille publique. » Lanfranc, fameux médecin et chirurgien de Milan, qui vint se fixer à Paris vers 1395, développe la même doctrine sur les maladies des parties honteuses, dans son livre intitulé *Practica seu ars completa chirurgiæ:* « Les ulcères de la verge, dit-il, sont occasionnés par des humeurs âcres qui ulcèrent l'endroit où elles s'arrêtent, ou bien par une conjonction charnelle avec une femme sale qui aurait eu affaire récemment à un homme attaqué de pareille maladie. »

Bernard Gordon, non moins célèbre médecin de la Faculté de Montpellier, qui dut
survivre à Lanfranc, professe les mêmes
opinions à l'égard des maladies de la verge
(*de passionibus virgæ*), dans son *Lilium
medicinæ* : « Ces maladies sont en grand
nombre, dit-il, comme les abcès, les ulcères,
les chancres, le gonflement, la douleur, la
démangeaison. Leurs causes sont externes
ou internes : les externes, comme une
chute, un coup et la conjonction charnelle
avec une femme dont la matrice est impure,
pleine de sanie ou de virulence, ou de ven-
tosité, ou de semblables matières corrompues. Mais, si la cause est interne, ces
maladies sont alors produites par quelques
humeurs corrompues et mauvaises qui des-
cendent de la verge et aux parties inférieures. » Jean de Gaddesden, médecin
anglais de lU'niversité d'Oxford ; Guy de
Chauliac, de l'Université de Montpellier ;
Valesius de Tarenta, de la même Université,
et plusieurs autres docteurs qui faisaient
leurs observations dans différents pays
durant le xive siècle, reconnurent tous que

le commerce impur engendrait des maladies virulentes qui étaient contagieuses et
qui devaient être ainsi vénériennes.

Dans ces diverses maladies, la lèpre
jouait inévitablement le principal rôle,
avant comme après l'apparition du mal de
Naples. Les praticiens qui ont étudié la
lèpre et qui ont publié leurs recherches à ce
sujet, sont tombés d'accord que la lèpre se
communiquait par les relations sexuelles
plutôt que par toute autre voie. Ces relations étaient fort rares entre les personnes
saines et les lépreux ; mais l'imprudence ou
la dissolution les déterminait parfois, au
grand préjudice de la personne saine, qui
devenait lépreuse à son tour. Bernard
Gordon, que nous avons cité plus haut,
raconte qu'une certaine comtesse qui avait
la lèpre vint à Montpellier, et qu'il la traita
sur la fin de sa maladie. Un bachelier en
médecine, qu'il avait mis auprès d'elle pour
la soigner, eut le malheur de partager son
lit : elle devint enceinte, et lui, lépreux.
(*Lilium medicinæ*, part. 1, ch. 22.) On
trouverait quantité de faits analogues dans

les écrits de Forestus, de Paulmier, de
Paré, de Fernel, etc., qui écrivaient sur
l'éléphantiasis ou la lèpre, d'après le sentiment unanime des écoles de médecine et de
chirurgie. Jean Manardi de Ferrare résume
ainsi la question, au commencement du
XVIᵉ siècle, sans s'apercevoir qu'il confond
la lèpre et les maladies vénériennes : « Ceux,
dit-il dans ses *Epistolæ medicinales,* pu-
bliées en 1525, ceux qui ont commerce
avec une femme, laquelle a eu affaire un
peu auparavant à un lépreux, tandis que
la semence reste encore dans la matrice,
gagnent quelquefois la lèpre et quelquefois
d'autres maladies, plus ou moins considérables, selon qu'ils sont eux-mêmes dispo-
sés, aussi bien que le lépreux qui a infecté
la femme. » Dans toutes ces citations, nous
reproduisons la traduction que Louis, traducteur et annotateur d'Astruc, pour ne
pas altérer le sens médical du savant
auteur du traité *De Morbis venereis,* avait
cru pouvoir établir dans l'intérêt de son
système; mais ces citations mêmes nous
paraissent souvent tout à fait contraires à

ce système. En examinant ce passage de
Jean Manardi, par exemple, il est impossible de ne pas reconnaître les maladies
vénériennes dans ces *autres maladies plus
ou moins considérables*, engendrées par un
commerce plus ou moins imprudent avec
une personne plus ou moins lépreuse. Au
reste, un commerce de cette nature, qui
eût entraîné la peine de mort, en certains
cas, pour le lépreux, avait sans doute été
jugé impossible par le législateur, qui ne
l'a prévu nulle part dans le droit criminel.

Le droit coutumier règle seulement tout
ce qui concerne l'institution des léproseries,
dans lesquelles la lèpre était mise en
charte privée, pour ainsi dire. Selon la
coutume du Boulenois, quand on décou-
vrait, après la mort d'un homme, qu'il était
ladre et qu'il avait néanmoins vécu en
compagnie de gens sains, ceux-ci devaient
être considérés comme ses complices; et
tout le bétail à pied fourchu, appartenant
aux habitants du lieu où ce ladre venait de
mourir, était confisqué au profit du
seigneur. Chaque paroisse se trouvait de la

sorte responsable de ses ladres : elle était tenue de les nourrir, après les avoir vêtus d'une espèce de livrée et confinés dans des *bordes*, où il y avait un lit, une table et quelques menus ustensiles de bois et de terre. (*Traité de la police*, par Delamarre, t. I, p. 636 et suiv.) Les ladres, qui regardaient leurs maladies comme des tombes anticipées, cherchaient sans cesse à rentrer dans le sein de la Société, et celle-ci les expulsait sans cesse avec horreur. Chaque fois que l'incurie de la police permettait à ces malheureux de dissimuler leur triste condition et de participer à la vie commune, il y avait dans les villes un réveil de la lèpre, qui forçait les magistrats à remettre en vigueur les anciennes ordonnances. En 1371, le prévôt de Paris fit publier les lettres patentes que lui avait adressées Charles V, pour enjoindre à tous les ladres de quitter la capitale dans le délai de quinze jours, « sous de très grosses peines corporelles et pécuniaires. » En 1388, il défendit aux lépreux d'entrer dorénavant dans Paris, sans permission

expresse signée de lui. En 1394 et 1402,
mêmes défenses aux ladres, « sur peine
d'estre pris par l'exécuteur et ses valets à ce
commis, et détenus prisonniers pendant un
mois, au pain et à l'eau, et ensuite bannis
du royaume.» Ces défenses étaient toujours
éludées à cette époque, et la population
saine se relâchait de ses terreurs à l'égard
des lépreux, qui vivaient parmi elle,
comme s'ils n'étaient pas affectés d'un mal
contagieux; car la lèpre diminuait tous les
jours, ou du moins ses signes extérieurs
devenaient moins manifestes. Le Parlement
de Paris rendit un arrêt, en date du 11 juillet 1453, contre un lépreux qui avait
épousé une femme saine. Cette femme, que
la lèpre n'avait pas encore atteinte, à ce
qu'il paraît, fut séparée de son mari, et
défenses lui furent faites de *converser* avec
lui, sur peine d'être mise au pilori et bannie
ensuite. On la laissa toutefois habiter dans
l'intérieur de la ville, mais on lui ordonna
de cesser d'y vendre des fruits, de peur
qu'elle ne communiquât à quelqu'un la contagion de la lèpre.

Cet arrêt est très significatif; il prouve que les règlements concernant la lèpre étaient mal observés au quinzième siècle, et que les lépreux pouvaient résider hors des léproseries. La conséquence de ce relâchement de sévérité devait être le retour de la lèpre et des maladies qui en résultaient. En effet, peu d'années avant que le mal vénérien eût été signalé en Italie et en France, les ladres avaient de nouveau multiplié et ravivé le venin de l'éléphantiasis, et la santé publique avait subi une atteinte profonde, par l'intermédiaire de la prostitution, où lépreux et lépreuses osèrent apporter leur hideux concours. Par ordonnance du prévôt de Paris, datée du 15 avril 1488, il fut enjoint « à toutes personnes attaquées du mal abominable, très-périlleux et contagieux, de la lèpre, de sortir de Paris avant la feste de Pâques et de se retirer dans leurs maladreries aussitost après la publication de ladite ordonnance, sur peine de prison pendant un mois, au pain et à l'eau; de perdre leurs chevaux, housses, cliquettes et barillets, et punition corporelle arbitraire; leur permet néanmoins d'envoyer quester pour eux leurs serviteurs et servantes estant en santé. » Ces ladres, qui avaient des chevaux et des housses, des serviteurs et des servantes en bonne santé, faisaient évidemment une effrayante diffusion de la lèpre dans la partie saine de la population qu'ils fréquentaient; et cette lèpre sourde, transmise de proche en proche par les plaisirs vénériens, corrompait physiquement ce que le vice avait gâté de sa souillure morale. Ce n'était déjà plus la lèpre proprement dite, c'était la lèpre de l'incontinence et des mauvais lieux; c'était une maladie horrible que la prostitution avait portée dans ses flancs et qu'elle réchauffait sans cesse en son sein; c'était la *grosse vérole*, que les Français nomm èrent dès sa naissance le *mal de Naples*, et que les Italiens, par contradiction, appelèrent le *mal français*.

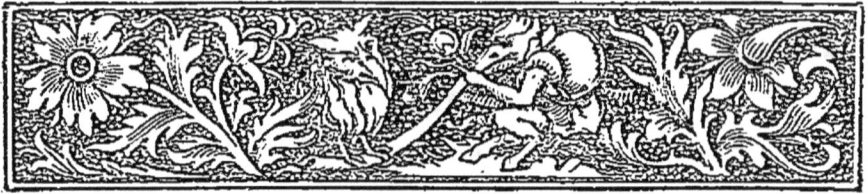

CHAPITRE III.

L nous paraît démontré jusqu'à l'évidence, par le simple rapprochement de quelques dates, que la maladie vénérienne n'avait pas attendu la découverte de l'Amérique, pour s'introduire en Europe et pour y faire de terribles progrès. Cette maladie, comme nous avons cherché à le prouver par des faits et par des inductions, existait de toute antiquité ; mais elle s'était successivement combinée avec d'autres maladies, et surtout avec la lèpre, qui

lui avait donné une physionomie toute nouvelle. Ce fut la Prostitution, qui, dans tous
les temps et dans tous les pays, servit
d'auxiliaire énergique à ce fléau, que la
police des gouvernements s'appliquait à
entourer, pour ainsi dire, d'un cordon sanitaire. Quand ce cordon sanitaire fut rompu
et tout à fait abandonné, le mal prit son
essor et retrouva sa puissance dans le sein
de la Prostitution légale. Voilà comment la
lèpre vénérienne éclata en même temps,
avec la même fureur, en France, en Italie,
en Espagne, en Allemagne et en Angleterre, au moment où Christophe Colomb
était à peine de retour du premier voyage
qu'il fit à l'île Espagnole. Nous n'aurons
pas de peine à établir que la *grosse vérole*,
ou du moins un mal analogue, avait été
signalée en Europe dès l'année 1483 ; que
ce mal, ou tout autre, de même nature et
de même origine, subsistait antérieure-
ment aux Antilles et n'y produisait pas les
mêmes accidents que sous les latitudes
tempérées ; que l'expédition de Charles VIII en Italie concourut peut-être à

répandre et à envenimer cette affreuse
maladie, mais que l'Italie et la France, qui
se renvoyaient l'une à l'autre la priorité
de l'infection, n'eurent rien à s'envier sur ce
point, et se donnèrent réciproquement
ce qu'elles avaient de longue date dans
un échange de contagion mutuelle ; enfin,
que, depuis son apparition constatée, la
maladie changea souvent de symptômes,
de caractères et de noms.

Parmi ces noms, qui furent très multi-
pliés et qui eurent chacun une origine
locale, il faut distinguer les noms populaires des noms scientifiques. Ceux-ci
étaient naturellement latins dans tous les
livres et les *recipe* (ordonnances) de médecine, mais ils disparurent l'un après l'autre,
en cédant la place à celui que Fracastor
inventa pour les besoins de sa fable poétique, dans laquelle le berger Syphile est
atteint le premier de cette vilaine maladie,
parce qu'il avait offensé les dieux. La plupart des médecins italiens ou allemands,
qui écrivirent à la fin du xvᵉ siècle sur le
mal nouveau (*morbus novus*) que les

guerres d'Italie avaient fait sortir de son
obscurité, Joseph Grundbeck, Coradin Gi-
lini, Nicolas Leoniceno, Antoine Benivenio, Wendelin Hock de Brackenaw, Jacques
Cataneo, etc., se servirent de la dénomination usuelle de *morbus gallicus* (mal
français). Cependant, comme s'ils eussent
été peu satisfaits d'admettre dans la langue
médicale une erreur et une calomnie à la
fois, plusieurs d'entre eux forgèrent des
noms plus dignes de la science et moins
éloignés de la vérité historique. Joseph
Grundbeck, le plus ancien de tous, ajouta
au surnom de *mala de Frantzos* la péri-
phrase de *gorre pestilentielle (pestilentialis
scorra)* et la qualification de *mentulagra*
(maladie du membre viril); Gaspard Torrella, qui, comme Italien, se piquait de
savoir latiniser mieux qu'un Allemand,
adopta *pudendagra* (maladie des parties
honteuses); Wendelin Hock préféra *mentagra*, parce qu'il crut reconnaître dans ce
prétendu mal français la mentagre ou
lèpre du menton, décrite par Pline (*Hist.
nat.*, lib. XXVI, c. 1); Jean Antoine Rove-

rel et Jean Almenar se servirent du mot *patursa*, sans que la véritable signification de ce mot leur fût connue : ce qui permet de supposer que c'était le nom générique de la maladie dans l'Amérique.

Chaque nation se défendait d'avoir engendré cette maladie, en lui attribuant le nom de la nation voisine, à laquelle l'opinion populaire attribuait le principe du mal. Ainsi, les Italiens, les Allemands, les Anglais, qui accusaient la France d'avoir été le berceau de la *grosse vérole*, l'appelaient *mal français; mal francese, frantzosen* ou *franzosichen pocken, french pox;* les Français s'avisèrent plus tard de se revancher, en l'appelant *mal napolitain;* les Flamands et les Hollandais, les Africains et les Maures, les Portugais et les Navarrais maudissaient le *mal espagnol* ou *castillan;* mais, en souvenir de cet odieux présent que chaque peuple refusait de voir émané de son propre sein, les Orientaux le nommaient *mal des chrétiens;* les Asiatiques, *mal des Portugais;* les Persans, *mal des Turcs;* les Polonais, *mal des Allemands,*

et les Moscovites, *mal des Polonais* (voy.
le *Traité* d'Astruc, *De Morbis venereis*,
·lib. I, cap. 1). Les divers symptômes de la
·maladie lui imposèrent aussi différents
noms, qui rappelaient surtout l'état pustu-
·leux ou cancéreux de la peau des malades;
·ainsi, les Espagnols appelaient ce mal
las bubas ou *buvas* ou *boas;* les Génois, *lo
·malo de le tavele;* les Toscans, *il malo
·delle bolle;* les Lombards, *lo malo de le
·brosule,* à cause des pustules ulcéreuses et
multicolores qui sortaient de toutes les parties du corps chez les individus atteints de
·cette espèce de peste. Les Français la nom-
·mèrent *grosse vérole,* pour la distinguer de
·la petite vérole, qu'on avait classée, de
·temps immémorial, parmi les maladies
·épidémiques, et qui, moins redoutable que
·sa sœur cadette, lui ressemblait cependant
·par la *variété* des pustules et des ulcérations
·de la face; de là, son nom générique de
·vérole ou *variole,* formé du latin *varius* et
·du vieux mot *vair,* qui signifiait une four-
·rure blanche et grise, et qui s'entendait
·aussi d'un des métaux héraldiques, composé

de pièces égales, ayant la forme de cloches et disposées symétriquement. On prétend que cette disposition des pièces du *vair* avait quelque analogie d'aspect avec la peau bigarrée et crevassée d'un malheureux *variolé*. Enfin, on mit en réquisition tous les saints qui passaient pour guérir la lèpre, et qu'on invoquait comme tels ; on les invoqua aussi contre les maux vénériens, et on ne se fit pas scrupule d'appliquer leurs noms respectés à ces maux déshonnêtes qu'on plaçait de la sorte sous leurs auspices. Il y eut alors entre la lèpre et la grosse vérole une confraternité avouée, qui se manifesta par les noms de saints attachés indistinctement aux deux maladies, qu'on appela *mal de saint Mein,* de *saint Job,* de *saint Sement,* de *saint Roch,* de *saint Evagre,* et même de *sainte Reine,* etc. Il suffisait qu'un saint fût réputé comme ayant quelque influence pour la guérison des plaies et des ulcères malins : les vérolés s'adressaient à lui et se disaient ses malades privilégiés.

Les médecins et les historiens, qui ont parlé les premiers de l'épidémie vénérienne

des dernières années du XVᵉ siècle, sont à
peu près d'accord sur ce point, que la maladie ne s'est déclarée avec éclat qu'à la
suite de l'expédition de Naples; mais ils
rapportent presque tous à l'année 1494
cette expédition, qui n'eut lieu qu'en 1495.
Cette contradiction de dates ne constitue
pourtant pas une erreur historique; car,
avant Charles IX, l'année commençait à
Pâques, selon la manière de dresser le
calendrier en France. Les écrivains, qui ont
fait un rapprochement d'époque entre l'invasion de Charles VIII en Italie et celle de
la *grosse vérole* en Europe, n'ont pas hésité
à ranger ces deux faits hétérogènes sous la
même année 1494. Suivant eux, la maladie
vénérienne aurait été signalée dès le commencement de cette année-là; mais le roi
de France ne fit son entrée à Naples, où il
trouva cette horrible maladie glorieusement
installée avant lui, que le 22 février 1495,
qui tombait en 1494, puisque la fête de
Pâques ne devait marquer la nouvelle année qu'au 19 avril. Il faudrait donc, pour
justifier la date de 1494 enregistrée par

les médecins et les historiens qui ont voulu préciser le moment où le fléau éclata, il faudrait que ce *mal français* fût né à Naples entre le 22 février et le 19 avril 1495. On objectera difficilement que les autorités qui fixent à l'année 1494 l'apparition de la maladie ont pu faire erreur d'une année; cette erreur n'est pas probable, quand il s'agit d'un fait si récent et si remarquable. Ajoutons encore que les premiers qui ont établi cette date de 1494, sont Italiens, et que l'année en Italie commençait au premier janvier et non à Pâques comme en France. Il résulte de ces contradictions, que ç'a été un parti pris chez les Italiens d'accuser l'aventureuse expédition des Français en Italie, d'un fléau qu'elle développa et aggrava peut-être, mais qu'elle n'apporta point avec elle. « Les médecins de notre temps, écrivait en 1497 Nicolas Leoniceno dans son traité *De Morbo gallico*, n'ont point encore donné de véritable nom à cette maladie, mais ils l'appellent communément le *mal français*, soit qu'ils prétendent que sa contagion a été apportée en Italie par les Français, ou que l'Italie a été en même temps attaquée par l'armée française et par cette maladie. » Gaspard Torrella, dans son traité *De Dolore in pudendagra*, est plus explicite encore : « Cette maladie, dit-il, fut découverte lorsque les Français entrèrent à main armée en Italie, et surtout après qu'ils se furent emparés du royaume de Naples et qu'ils y eurent séjourné. C'est pourquoi les Italiens lui donnèrent le nom de *mal français*, s'imaginant qu'il était naturel aux Français. » Jacques Cataneo, dans son livre *De Morbo gallico*, qui parut en 1505, se borne à rappeler le même fait : « L'an 1494 de la Nativité de Notre-Seigneur, au temps que Charles VIII, roi de France, s'empara du royaume de Naples, et sous le pontificat d'Alexandre VI, on vit naître en Italie une affreuse maladie qui n'avait jamais paru dans les siècles précédents et qui était inconnue dans le monde entier. » Jean de Vigo fait coïncider aussi avec le passage de Charles VIII en Italie l'irruption subite de cette maladie, qu'on n'avait jamais vue ou du moins jamais observée auparavant.

L'antipathie nationale des Italiens contre leurs vainqueurs ne manqua pas de fortifier et de propager cette opinion erronée, qui resta dans le peuple avec d'injustes ressentiments. Les Français furent moins empressés de se plaindre des vaincus et de répandre la vérité qui les justifiait eux-mêmes, en les montrant comme des victimes du mal de Naples ; car les premiers auteurs français qui ont parlé de ce mal ne disent rien de son origine, et n'incriminent pas même les délices de Naples conquise par Charles VIII.

Il y eut cependant en Italie et en Allemagne plusieurs hommes de l'art et plusieurs historiens plus impartiaux, qui n'hésitèrent pas à proclamer l'innocence des Français dans cette affaire, et à se rapprocher ainsi d'une vérité que la science et l'histoire ne devaient pas envelopper d'un nuage. Les uns infirmèrent la date de 1494 attribuée à la naissance de la peste vénérienne (*lues venerea*) ; les autres firent remonter beaucoup plus haut son origine

ou plutôt ses premiers ravages ; quelques-
uns, moins bien instruits que les autres ou
peut-être feignant une ignorance calculée à
ce sujet, reportèrent à l'année 1496 la première invasion de la maladie, qu'ils faisaient
venir d'Espagne, et, par conséquent,
d'Amérique. « L'an de notre salut 1496,
écrivait Antoine Benivenio en 1507, une
nouvelle maladie se glissa, non seulement
en Italie, mais encore dans presque toute
l'Europe. Ce mal qui venait d'Espagne,
s'étant répandu de tous côtés, premièrement en Italie, ensuite en France et dans
les autres pays de l'Europe, attaqua une
infinité de personnes. » Voilà le pauvre
Charles VIII bel et bien innocenté d'une
injuste accusation qui le mettait au ban de
l'Europe maléficiée. Les historiens viennent ici à l'appui de la justification des
Français. Antoine Coccius Sabellicus, qui
savait ce que c'était que la grosse vérole
puisqu'il l'avait gagnée (voy. les *Élogia* de
Paul Jove), dit fermement dans son recueil
historique publié à Venise en 1502 : « Dans
le même temps (1496), un nouveau genre

de maladie commença à se répandre par toute l'Italie, vers la première descente que les Français y avaient faite dès l'année précédente (1495) et il est probable que c'est par cette raison qu'on la nomma le *mal français*, car, comme je vois, on n'est pas sûr d'où est venue d'abord cette cruelle maladie qu'aucun siècle n'avait éprouvée jusque-là. » Si la date de 1496 avait pu être établie et prouvée, la provenance du mal eût été tout naturellement renvoyée à la découverte de l'Amérique. Dans tous les cas, la date de 1496 se rapporterait évidemment à l'extension rapide et formidable de l'épidémie vénérienne.

Mais, pour les savants qui ne suivaient pas aveuglément la tradition populaire, il n'était pas douteux que le mal français et le mal de Naples avaient précédé la triomphante expédition de Charles VIII. « Les Français, dit judicieusement François Guicciardin dans l'histoire de son temps, ayant été attaqués de cette maladie pendant leur séjour à Naples, et s'en retournant ensuite chez eux, la répandirent par toute

9

l'Italie; or, cette maladie, absolument nouvelle ou ignorée jusqu'à nos jours dans
notre continent, excepté peut-être dans les
régions les plus reculées, a sévi si horrible-
ment durant plusieurs années, qu'elle semble devoir être transmise à la postérité
comme une des calamités les plus funestes. »
Guicciardin était dans le vrai, en attribuant
seulement à l'armée du roi de France la
propagation du mal par toute l'Italie. Il
est clair que ce mal hideux avait pris racine
à Naples, avant l'arrivée des Français.
Ulrich de Hutten, docte écrivain allemand
qui avait fait lui-même une triste expérience
de la contagion vénérienne, assigne à ses
commencements la date de 1493, qu'il ne
pouvait apprécier que par ouï-dire, puisqu'il
rédigeait à Mayence en 1519 son livre
intitulé *De morbi gallici curatione* : « L'an
1493 ou environ, de la naissance de Jésus-
Christ, dit-il, un mal très pernicieux commença à se faire sentir, non pas en France,
mais premièrement à Naples. Le nom de
cette maladie vient de ce qu'elle commença
à paraître dans l'armée des Français qui

faisaient la guerre dans ce pays-là sous le commandement de leur roi Charles. » Puis, il ajoute cette intéressante particularité qui nous explique comment on n'est pas d'accord sur la date précise de l'invasion du mal : « On n'en parla point pendant deux années entières, à compter du temps qu'il avait commencé. » Ulrich de Hutten partageait l'opinion des praticiens allemands qui regardaient la maladie comme bien antérieure à la conquête de Naples par les Français; ainsi, Wendelin Hock de Brackenaw, qui avait fait ses études médicales à l'université de Bologne, répète bien ce qu'il avait entendu dire en Italie sur l'époque primitive du mal de Naples : « Depuis l'an 1494 jusqu'à la présente année 1502, dit-il, une certaine maladie contagieuse, qu'on nomme le *mal français*, a fait assez de ravages; » mais ailleurs, dans le même ouvrage, il déclare ce que savaient à cet égard tous ses confrères d'Allemagne : « Ce mal, dit-il, qui avait commencé, pour parler juste, dès l'an 1483 de Notre-Seigneur, » par suite des conjonctions de plu-

sieurs planètes, au mois d'octobre de cette
année-là, annonçait « la corruption du sang
et de la bile, et la confusion de toutes les
humeurs, ainsi que l'abondance de l'humeur mélancolique tant dans les hommes
que dans les femmes. » Les plus habiles
médecins allemands, Laurent Phrisius,
Jean Benoist, etc., se rangèrent du côté de
ce système, et voulurent voir la cause de
la maladie dans les révolutions planétaires
et dans les désordres atmosphériques de
l'année 1483.

Ce ne fut pas la seule cause ni la plus
invraisemblable que supposèrent les historiens; ils se firent, en général, les échos
du vulgaire qui a toujours, en Italie surtout,
une histoire prête, pour créer une origine
merveilleuse à tout ce qu'il ne comprend
pas. Le *mal français,* plus que tout autre
chose, exerça l'imagination des Napolitains
et se préta naturellement aux inventions
les plus bizarres, à travers lesquelles pourtant il ne serait pas impossible de découvrir quelque fait réel, enveloppé de fables
ridicules. Gabriel Fallope, qui écrivait

longtemps après l'événement qu'il rapporte
(1560), soutient que, dans le cours de la
première guerre de Naples, une garnison
espagnole, qui défendait le passage, aban-
donna la nuit les retranchements confiés
à sa garde, après avoir empoisonné les
puits et conseillé aux boulangers italiens
de mêler du plâtre et de la chaux à la farine
avec laquelle ils feraient du pain pour
l'armée française. Ce plâtre et l'eau empoisonnée auraient produit l'infection vénérienne, selon le récit de Gabriel Fallope.
André Cœsalpini d'Arezzo, qui fut médecin
de Clément VIII, prétend que l'empoisonnement des Français fut exécuté avec
d'autres procédés, et il assure que des
témoins oculaires lui avaient raconté le fait:
« Après la prise de Naples, les Français
assiégèrent la petite ville de Somma, qui
avait une garnison d'Espagnols; ceux-ci
sortirent de la place pendant la nuit, en
laissant à la disposition des assiégeants
plusieurs tonnes d'excellent vin du Vésuve,
où l'on avait mêlé du sang fourni par les
lépreux de l'hôpital Saint-Lazare. Les

Français entrèrent dans la ville sans coup
férir, et s'enivrèrent avec ce vin empoisonné ; ils furent aussitôt très malades, et
les symptômes de leur maladie ressem-
blaient à ceux de la lèpre. » On peut déjà
entrevoir la vérité sous les voiles qui la
couvrent ici d'une manière assez transpa-
rante. Viennent ensuite d'autres traditions
qui s'exagèrent et renchérissent l'une sur
l'autre en s'écartant toujours davantage de
l'opinion la plus répandue et la moins dé-
raisonnable. Fioravanti, dans ses *Capricci
medicinali* qu'il publia en 1564, raconte
une singulière histoire qu'il disait tenir
d'un certain Pascal Gibilotto de Naples,
encore vivant à l'époque où il écrivait, et
garant des faits qu'il révélait le premier.
Pendant cette expédition de Naples, qui est
partout complice de la maladie qu'elle vit
commencer, les vivandiers napolitains,
qui approvisionnaient les deux armées,
manquèrent de bétail, et eurent l'infernale
idée d'employer la chair des morts en guise
de viande de bœuf ou de mouton ; ceux qui
mangèrent de la chair humaine, que la

mort et la corruption avaient empoisonnée, furent bientôt attaqués d'une maladie qui n'était autre que la syphilis. Fioravanti ne dit pas quel fut le théâtre de ces épouvantables scènes d'anthropophagie ; mais comme il place dans son récit les Espagnols en présence des Français, il faut croire que ce fait isolé aurait eu lieu durant le siège de quelque petite ville de la Calabre occupée par une garnison espagnole. On sait que toute chair corrompue est capable de produire l'effet d'un empoisonnement, mais il n'y a pas de possibilité de croire, avec Fioravanti, que des animaux nourris de la chair des animaux de même espèce soient exposés à gagner par là une maladie analogue au mal de Naples. C'était un préjugé enraciné au moyen âge, qui voulait que l'usage de la chair humaine causât des maladies aiguës, épidémiques et pestilentielles. L'illustre philosophe François Bacon, baron de Verulam, tout bon physicien qu'il était, n'a point balancé à répéter dans son Histoire naturelle l'horrible récit de Fioravanti : « Les Français,

dit-il, de qui le mal de Naples a reçu son
nom, rapportent qu'il y avait au siège de
Naples des coquins de marchands qui, au
lieu de thons, vendaient de la chair d'hommes tués récemment dans la Mauritanie,
et qu'on attribuait l'origine de la maladie à
un si horrible aliment. La chose paraît
assez vraisemblable, ajoute l'auteur de
tant de lumineux traités sur les sciences,
car les canibales des rades occidentales,
qui vivent de chair humaine, sont fort
sujets à la vérole. »

Trouver dans l'anthropophagie l'origine
du mal de Naples, ce n'était point encore
attacher assez d'horreur aux causes de
ce mal hideux, qu'on s'accordait à con-
sidérer comme un fruit monstrueux du
péché mortel. Deux savants médecins du
XVIᵉ siècle, qui n'avaient observé pourtant
que les effets décroissants de cette terrible
contagion, lui jetèrent, pour ainsi dire, la
dernière pierre, en essayant de démontrer,
avec plus de raison que de succès, qu'il
fallait peut-être attribuer le mal vénérien
à la sodomie et à la bestialité : « Un saint

laïque, dit Jean-Baptiste van Helmont dans son *Tumulus pestis*, tâchant de deviner pourquoi la vérole avait paru au siècle passé et non auparavant, fut ravi en esprit et eut une vision d'une jument rongée du farcin, d'où il soupçonna qu'au siège de Naples, où cette maladie parut pour la première fois, quelque homme avait eu un commerce abominable avec une bête de cette espèce attaquée du même mal, et qu'ensuite, par un effet de la justice divine, il avait malheureusement infecté le genre humain. »

Plus tard, en 1706, un médecin anglais, Jean Linder, ne craignit pas, en cherchant à démêler les causes secrètes de la syphilis américaine, d'avancer que « cette maladie provenait de la sodomie exercée entre des hommes et de gros singes, dit-il, qui sont les satyres des anciens. » Il est important de constater que, dans tous les récits et les observations des médecins qui étudièrent les premiers le mal de Naples, soit en Italie, soit en France, soit en Allemagne, on ne fait nullement mention de la maladie

que Christophe Colomb aurait rapportée
des Antilles, et qui, en tout cas, ne pouvait
gagner de vitesse un mal analogue né et
acclimaté en Europe avant que la découverte de l'Amérique eût porté ses fruits
amers. Christophe Colomb, revenant de
l'île Espagnole qu'il avait habitée pendant
un mois à peine, aborda au port de Palos
en Portugal, le 13 janvier 1493, avec
quatre-vingt-deux matelots ou soldats et
neuf Indiens qu'il ramenait avec lui. La
santé de son équipage pouvait être en
mauvais état, mais les historiens n'en
parlent pas; et l'on sait seulement qu'il se
rendit à Barcelone avec quelques-uns de
ses compagnons de voyage, pour rendre
compte de sa navigation à Ferdinand le
Catholique et à Isabelle d'Aragon. « La
ville de Barcelone, dit Roderic Diaz dans
son traité *Contra las bubas,* fut bientôt
infectée de la vérole, qui y fit des progrès
étonnants. » Le 25 septembre de la même
année, Chistophe Colomb repartait avec
quinze vaisseaux chargés de quinze cents
soldats et d'un grand nombre de matelots

et d'artisans; quatorze de ces vaisseaux revinrent en Espagne l'année suivante, pendant laquelle Barthélemy Colomb, frère de Christophe, partit avec trois vaisseaux qui ramenèrent en Espagne, vers la fin de 1494, Pierre Margarit, gentilhomme catalan, gravement atteint de la syphilis. Probablement, il n'était pas le seul qui se trouvât malade de la même maladie ; mais le journal du bord n'en cite pas d'autre. L'année 1495 multiplia les rapports maritimes entre les Antilles et l'Espagne. Aussi, lorsque Christophe Colomb, accusé de crimes imaginaires, retournait chargé de chaînes dans le vieux monde, le navire où il était prisonnier transportait avec lui deux cents soldats attaqués de la vérole américaine. Ces deux cents pestiférés débarquèrent à Cadix, le 10 juin 1496. Neuf mois après, le parlement de Paris publiait déjà une ordonnance relative aux malades de la *grosse vérole*.

On pourrait, sans tomber dans un excès de paradoxe, soutenir que c'est l'Europe qui a doté l'Amérique d'une maladie à la-

quelle le climat des Antilles convenait
mieux que celui de Naples; on pourrait
mettre en avant d'assez bonnes raisons
pour démontrer que les aventuriers espagnols qui avaient pris du service dans
l'armée du roi de Naples retournèrent dans
leur patrie gâtés par la contagion vénérienne, et s'embarquèrent pour les Antilles,
sans avoir été guéris. On sait quelle terrible
influence a toujours eue le changement
d'air et d'habitudes sur cette maladie inex-
plicable, que la chaleur endort et que le
froid réveille avec un surcroît de fureur.
Enfin, il restera probable, sinon avéré, que
le mal vénérien, tel qu'il éclata en Europe
vers 1494, n'était qu'un infâme produit de
la lèpre et de la débauche. Tous les médecins reconnurent très tard que le mal n'était
peut-être pas aussi nouveau qu'on l'avait
cru d'abord, et ils jugèrent que la lèpre, et
surtout l'éléphantiasis, avait plus d'une
similitude avec cette affection virulente qui
s'entourait de symptômes inusités, mais
dont le principe ne variait pas. La voix
populaire parlait assez haut d'ailleurs, pour

que la médecine l'entendît. On doit s'éton-
ner de ce que les plus hardis fondateurs de
la science se soient bornés à répéter les
bruits qui circulaient sur les origines syphilitiques, sans en déduire tout un système
qu'il eût été facile d'appuyer sur des preuves et sur des expériences. Mais, dans les
premiers temps de cette épidémie, qu'on
regardait comme une plaie envoyée du ciel
et odieuse à la nature (ce sont les termes
dont se sert Joseph Grundbeck, qui fit le
plus ancien traité qu'on possède sur cette
matière), les médecins et les chirurgiens se
tenaient à l'écart et refusaient de soigner
les malades qui réclamaient des secours :
« Les savants, dit Gaspard Torrella, évitaient de traiter cette maladie, étant per-
suadés qu'ils n'y entendaient rien eux-
mêmes. C'est pourquoi les vendeurs de
drogues, les herboristes, les coureurs et les
charlatans se donnent encore aujourd'hui
pour être ceux qui la guérissent véritable-
ment et parfaitement. » Ulrich de Hutten
s'exprime avec plus de vivacité encore, en
avouant que le mal fut abandonné à lui-

même et à ses forces mystérieuses, avant
que la médecine et la chirurgie eussent
repris courage : « Les médecins, dit-il,
effrayés de ce mal, non seulement se gardèrent bien de s'approcher de ceux qui en
étaient attaqués, mais ils en fuyaient même
la vue, comme de la maladie la plus déses-
pérée.... Enfin, dans cette consternation
des médecins, les chirurgiens s'ingérèrent
à mettre la main à un traitement si difficile. » Ces circonstances expliquent suffisamment pourquoi les premières périodes
de la lèpre vénérienne sont demeurées si
obscures et si mal étudiées dans tous les
pays où ce mal apparut presque à la fois.

On tenait pourtant la clef de l'énigme, et
il n'aurait fallu que consulter les traditions
des Cours des miracles et des lieux de débauche, pour apprendre de quelle façon
s'engendrait et se décuplait, sous l'influence
de la prostitution, le monstre, le protée de
la syphilis. La vérité scientifique se trouvait
sans doute renfermée dans ces anecdotes,
que de grands médecins ne dédaignèrent
pas de ramasser parmi les carrefours où

elles avaient traîné. Jean Manardi, de Ferrare, dans une lettre adressée vers 1525 à
Michel Santanna, chirurgien qui se mêlait
de traiter les vénériens, lui dit que l'opinion
la plus ancienne et la mieux établie place le
commencement de la vérole à l'époque où
Charles VIII se préparait à la guerre d'Italie (vers 1493) : « Cette maladie, dit-il,
éclata d'abord à Valence en Espagne, par le
fait d'une fameuse courtisane qui, pour le
prix de cinquante écus d'or, accorda ses
faveurs à un chevalier qui était lépreux;
cette femme, ayant été gâtée, gâta à son
tour les jeunes gens qui la voyaient, et dont
plus de quatre cents furent infectés en peu
de temps. Quelques-uns d'eux ayant suivi
le roi Charles en Italie, y portèrent cette
cruelle maladie. » Manardi se borne à rap-
porter le fait, de même que le savant médecin naturaliste Pierre-André Mathiole, qui
ne fait que changer les personnages et le
lieu de la scène : « Quelques-uns, dit-il,
ont écrit que les Français avaient gagné
ce mal par un commerce impur avec des
femmes lépreuses, lorsqu'ils traversaient

une montagne d'Italie (voy. son traité *De Morbo gallico*). » L'identité de la syphilis avec la lèpre était clairement indiquée dans ces simples réminiscences du bon sens populaire ; mais les hommes de l'art les recueillaient, en fermant les yeux devant ces renseignements qui leur montraient la route. Un autre médecin de Ferrare, Antoine Musa Brassavola, admettait probablement la préexistance des maux vénériens et du virus qui les communique, quand il raconte le fait suivant, dans son livre sur le *Mal français :* « Au camp des Français devant Naples, dit-il, il y avait une courtisane très fameuse et très belle, qui avait un ulcère sordide à l'orifice de la matrice. Les hommes qui avaient commerce avec elle contractaient une affection maligne qui ulcérait le membre viril. Plusieurs hommes furent bientôt infectés, et ensuite beaucoup de femmes, ayant habité avec ces hommes, gagnèrent aussi le mal, dont elles firent à leur tour présent à d'autres hommes. »

Ainsi, selon Antoine Musa, le mal de Naples n'était qu'une complication acciden-

telle du mal vénérien qui aurait existé iso-
lément chez quelques individus, avant d'être
épidémique et d'avoir acquis sa prodigieuse
activité.

Enfin, un des plus grands hommes qui
aient porté le flambeau dans les ténèbres
de l'art médical, Théophraste Paracelse,
décréta toute une doctrine nouvelle au sujet des maladies vénériennes, quand il pro-
clama leur affinité avec la lèpre, dans sa
Grande Chirurgie (liv. I, ch. 7) : « La vérole, dit-il avec cette conviction que le
génie peut seul donner, a pris son origine
dans le commerce impur d'un Français lépreux avec une courtisane qui avait des
bubons vénériens, laquelle infecta ensuite
tous ceux qui eurent affaire à elle. C'est
ainsi, continue cet habile et audacieux ob-
servateur, c'est ainsi que la vérole provenue
de la lèpre et du bubon vénérien, à peu
près comme la race des mulets est sortie de
l'accouplement d'un cheval et d'une ânesse,
se répandit par contagion dans tout l'uni-
vers. » Il y a, dans ce passage de la *Grande
Chirurgie*, plus de logique et plus de

science que dans tous les écrits des xvᵉ et
xvⁱᵉ siècles, concernant la maladie vénérienne, dont aucun médecin n'avait deviné
la véritable origine. Paracelse considérait
donc la vérole de 1494 comme un genre
nouveau dans l'antique famille des maladies
vénériennes.

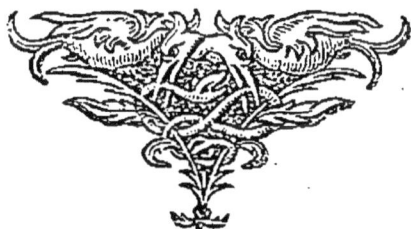

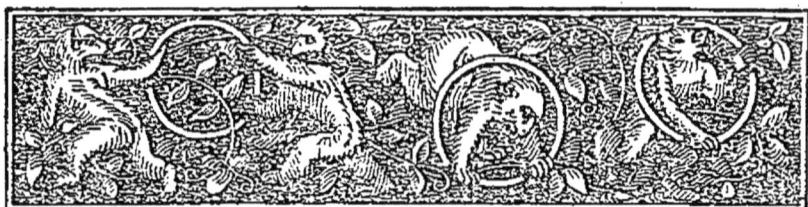

CHAPITRE IV.

UELS étaient les symptômes, quel fut le traitement médical du mal de Naples, dans les premiers temps de son apparition? Il ne faut pas croire que ce mal horrible qui passa d'abord pour incurable, ait eu, à son début, le même caractère, le même aspect, qu'à l'époque de sa décroissance et de sa période stationnaire. On pourrait dire, sans crainte d'avancer un paradoxe, que la maladie, à quelques exceptions près et hors de certaines circonstances excentriques, est redevenue aujourd'hui ce qu'elle était avant le monstrueux accouplement de la lèpre et du virus vénérien. Dès l'année 1540, selon le témoignage de Guicchardin qui avait rapporté l'origine de l'épidémie à l'année 1494, le mal « s'était fort adouci et s'était changé lui-même en plusieurs espèces différentes de la première. » Dans les commencements, c'est-à-dire dans la période du temps qui suivit l'explosion subite et presque universelle de ce mal inconnu que les médecins consi-déraient comme une *pestilence,* les symptômes étaient bien dignes de l'effroi qu'ils inspiraient, et l'on comprend que, dans tous les pays où la maladie avait éclaté, des règlements de police, imités de ceux qu'on avait jadis mis en vigueur contre la lèpre, retranchassent de la société des vivants les malheureuses victimes de cette peste honteuse. On supposait, d'ailleurs, que la contagion était plus immédiate, plus prompte, plus inévitable que dans toute autre maladie contagieuse ; on ne savait pas non plus si la transmission du mal s'opérait par la conjonction charnelle ; on s'imaginait que l'haleine, le regard même d'un vérolé pouvaient communiquer l'infection.

Tous les médecins qui ont observé la maladie entre les années 1494 et 1514, qu'on attribue à sa première période d'invasion et de développement, semblent épouvantés de leurs propres observations; ils s'accordent et se répètent à peu près dans la description des symptômes syphiliques, qui pouvaient ne pas se rencontrer également chez tous les malades, mais qui formaient néanmoins la constitution primitive du mal de Naples. Jérôme Fracastor a résumé admirablement les traités de Léoniceno, de Torrella, de Cataneo et d'Almenar, ses contemporains, dans son livre *De Morbis contagiosis*, où il décrit les symptômes qu'il avait pu observer lui-même, lorsqu'il étudiait la médecine et professait la philosophie à l'université de Vérone. Fracastor résume en ces termes la peinture affreuse du mal de Naples à son origine : « Les malades étaient tristes, las et abattus; ils avaient le visage pâle. Il

venait, chez la plupart, des chancres aux
parties honteuses : ces chancres étaient
opiniâtres ; quand on les avait guéris dans
un endroit, ils apparaissaient dans un autre,
et c'était toujours à recommencer. Il s'élevait ensuite, sur la peau, des pustules avec
croûte : elles commençaient, dans les uns,
par attaquer la tête, et c'était le plus ordinaire ; dans les autres, elles paraissaient
ailleurs. D'abord elles étaient petites, ensuite elles augmentaient peu à peu jusqu'à
la grosseur d'une coque de gland, dont elles
avaient la figure ; d'ailleurs, assez semblables aux croûtes de lait des enfants, dans
quelques-uns, ces pustules étaient petites
et sèches ; dans d'autres, elles étaient
grosses et humides ; dans les uns, livides ;
dans les autres blanchâtres et un peu pâles ;
dans d'autres, dures et rougeâtres. Elles
s'ouvraient au bout de quelques jours et
rendaient continuellement une quantité
incroyable d'une liqueur puante et vilaine.
Dès qu'elles étaient ouvertes, c'étaient de
vrais ulcères phagédéniques, qui consu-
maient, non seulement les chairs, mais

même les os. Ceux dont les parties supérieures étaient attaquées, avaient des fluxions malignes, qui rongeaient tantôt le palais, tantôt la trachée artère, tantôt le gosier, tantôt les amygdales. Quelques-uns perdaient les lèvres ; d'autres, le nez; d'autres, les yeux; d'autres, toutes les parties honteuses. Il venait à un grand nombre, dans les membres, des tumeurs gommeuses qui les défiguraient, et qui étaient souvent de la grosseur d'un œuf ou d'un petit pain. Quand elles s'ouvraient, il en sortait une liqueur blanche et mucilagineuse. Elles attaquaient principalement les bras et les jambes; quelquefois, elles devenaient calleuses jusqu'à la mort. Mais, comme si cela n'eût pas suffi, il survenait encore, dans les membres, de grandes douleurs, souvent, en même temps que les pustules, quelquefois, plus tôt, et d'autres fois, plus tard. Ces douleurs, qui étaient longues et insupportables, se faisaient sentir principalement dans la nuit, et n'occupaient pas proprement les articulations, mais le corps des membres et des nerfs. Quelques-uns néan-

moins avaient des pustules sans douleurs ;
d'autres des douleurs sans pustules ; la
plupart avaient des pustules et des douleurs. Cependant tous les membres étaient
dans un état de langueur ; les malades
étaient maigres et défaits, sans appétit, ne
dormaient point, étaient toujours tristes et
de maussade humeur, et voulaient toujours
demeurer couchés. Le visage et les jambes
leur enflaient. Une petite fièvre se mettait
quelquefois de la partie, mais rarement.
Quelques-uns souffraient des douleurs de
la tête, mais des douleurs longues, et
qui ne cédaient à aucun remède. » Nous
regrettons d'avoir employé la traduction
lourde et incorrecte du bonhomme Jault,
qui, pour avoir été faite sous les yeux d'Astruc, donne une bien faible idée du style
ferme, élégant et poétique de Fracastor,
mais nous voulions laisser à un homme de
l'art le soin de donner ici une traduction
médicale plutôt que littéraire.

Conçoit-on, après la lecture de cette
description si caractéristique, que le savant
Fracastor ait nié, dans le même ouvrage,

l'analogie frappante qui existait entre la
lèpre et le mal de Naples ? Le dernier,
n'étant qu'une complication de la lèpre sous
l'influence du virus vénérien, devait avoir
des rapports intimes avec la *peste inguinale*
du vıᵉ siècle et le *mal des ardents*, du
ıxᵉ siècle, qui ne furent aussi que des trans-
formations épidémiques de l'éléphantiasis.
Mais le mal de Naples, à partir de l'année 1514, eut aussi ses métamorphoses,
causées sans doute par ce que nous nomme-
rons le croisement des races de la maladie.
Jean de Vigo cite le premier les squirres
osseux qui survenaient chez les malades,
un an au moins après d'atroces douleurs
internes dans tous les membres. Ces squirres, qui tourmentaient beaucoup le patient,
surtout pendant la nuit, aboutissaient toujours à la carie de l'épine dorsale. Pierre
Manardi, qui traitait avec habileté les
maladies syphilitiques, vers le même temps
que Jean de Vigo (1514 à 1526), signale de
nouveaux symptômes qui dénotent le virus
vénérien : « Le principal signe du mal
français, dit-il au chapitre 4 de son traité

De Morbo gallico, consiste en des pustules qui viennent à l'extrémité de la verge chez les hommes, à l'entrée de la vulve ou au col de la matrice chez les femmes, et en une démangeaison aux parties qui contiennent la semence. Le plus souvent ces pustules s'ulcèrent ; je dis *le plus souvent*, parce que j'ai vu des malades chez qui elles s'étaient durcies comme des verrues, des clous et des poireaux. » Il paraît que, durant cette seconde période, le mal de Naples, malgré quelques variations symptomatiques, conserva toute son intensité. Mais, de 1526 à 1540, il entra dans une période décroissante, quoique le mal vénérien se dessinât davantage par la tumeur des glandes inguinales et par la chute des cheveux. « Quelquefois le virus se jette sur les aines et en tuméfie les glandes, dit un médecin français, Antoine Lecocq, qui publia en 1540 son opuscule *De Ligno sancto;* si la tumeur suppure, c'est souvent un bien. Cette maladie s'appelle *bubon ;* d'autres la nomment *poulain*, par un trait de raillerie contre ceux qui en sont attaqués, d'autant qu'ils

marchent en écartant les jambes comme
s'ils étaient à cheval. » Quant à la chute
des cheveux et des poils, on doit l'attribuer
moins à la maladie qu'au traitement mercuriel qu'on lui faisait subir. « Depuis environ six ans, disait Fracastor en 1546, la
maladie a encore changé considérablement.
On ne voit maintenant des pustules que
dans très peu de malades, presque point de
douleurs ou des douleurs bien plus légères,
mais beaucoup de tumeurs gommeuses. Une
chose qui a étonné tout le monde, c'est la
chute des cheveux et des autres poils du
corps... Il arrive encore pis à présent : les
dents branlent à plusieurs, et tombent même
à quelques-uns. » C'était là évidemment la
conséquence de l'emploi du mercure dans
la médication italienne ; mais, en France,
où l'usage des remèdes végétaux et surtout
du bois de gaïac avait prévalu, les accidents
de la maladie différaient d'une manière
essentielle, qui nous permet d'avancer que
le mal de Naples, en s'éloignant de sa
source, était redevenu exclusivement vénérien et s'était dégagé de la lèpre, ou du

farcin, ou de toute autre affection contagieuse avec laquelle il avait fait une alliance
adultère.

Nous ne suivrons pas plus loin les dégénérescences du mal de Naples ; nous avons
voulu seulement faire comprendre que la
lèpre persistait toujours sous le masque
de ce mal nouveau, et que les climats, les
tempéraments, les circonstances locales
agissaient intimement sur les causes et les
effets de la maladie. Il était inutile de démontrer autrement quelle terrible action
devait avoir la débauche publique, à cette
époque, sur la santé de ceux qui s'y livraient.
On ne niera pas que le mal était d'une nature si communicative, que la contagion
pouvait exister, dans une foule de cas, sans
que l'acte vénérien lui servît de véhicule;
on conçoit donc que si le fléau pénétrait,
on ne sait par quelle voie, dans l'intérieur
des ménages honnêtes, il devait être inévitablement attaché aux faits et gestes de la
Prostitution. La fréquentation des femmes
de mauvaise vie ne fut jamais plus dangereuse que dans les cinquante années qui

suivirent la première apparition du fléau,
car on ne s'avisa que fort tard de soupçonner que ce fléau, né d'un commerce impur
quelconque, se transmettait plus rapidement
et plus sûrement par les rapports sexuels,
que par tout autre contact ou accointance.
Les mœurs étaient plus régulières en
France qu'en Italie, et les débauchés, pour
qui on laissait ouverts les lieux de Prostitution, vivaient absolument en dehors de
la vie commune. Ce fut parmi eux que le
mal de Naples exerça d'abord ses fureurs
et ses ravages, sans que la médecine et la
chirurgie daignassent s'occuper d'eux et
leur donner des soins, qu'on jugeait inutiles
pour le malade et honteux pour le praticien.
Quelques écoliers mal famés, des apothicaires, de vieilles entremetteuses, qui se
faisaient largement payer leurs consultations et leurs drogues, s'aventurèrent à
traiter les *pauvres vérolés*, comme on les
appelait, et ils opérèrent quelques guérisons
à l'aide de recettes empiriques connues de
temps immémorial pour le traitement des
maladies pustuleuses. Mais ce n'est qu'en

1527, qu'un véritable médecin, Jacques de Bethencourt, osa se compromettre, au point de publier des recherches et des conseils sur la syphilis dans un petit livre intitulé *Nouveau Carême de pénitence ou purgatoire du mal vénérien* (*Nova penitentialis Quadragesima nec non purgatorium in morbum gallicum seu venereum*). Avant Jacques de Bethencourt, un seul médecin français, qui a gardé l'anonyme, s'était aventuré à joindre un *remède contre la grosse vérole* à sa paraphrase française du *Regimen sanitatis* d'Arnoul de Villeneuve, publié à Lyon en 1501. On aurait pu penser, à voir combien l'art restait étranger au mal de Naples, que ce mal formidable n'avait pas encore pénétré en France, tandis qu'il s'y était partout répandu, malgré tous les efforts de l'autorité religieuse, politique et municipale. Il faut faire observer cependant que la maladie attaquait rarement les honnêtes gens, et qu'elle se concentrait, pour ainsi dire, dans les classes réprouvées de la société, parmi les femmes et les hommes de mauvaise vie, les vagabonds, les mendiants, les truands et les infâmes hôtes des Cours des Miracles.

On trouve, dans les registres du parlement de Paris, à la date du 6 mars 1497, une ordonnance qui nous apprend que l'évêque de Paris (c'était alors un prélat vénérable, nommé Jean Simon) avait pris l'initiative des mesures de salubrité que réclamait la propagation de la *grosse vérole*. Cette maladie contagieuse, « qui, puis deux ans en çà, a eu grant cours en ce royaume, dit l'ordonnance, tant de ceste ville de Paris, que d'autres lieux, » faisait craindre aux hommes de l'art, qu'elle ne se multipliât encore à la faveur du printemps. En conséquence, l'évêque avait convoqué, à l'évêché, les *officiers du roi en Châtelet*, pour leur soumettre ses appréhensions à cet égard ; il fut décidé qu'on en référerait au Parlement, et la Cour, s'étant réunie pour délibérer, commit un de ses conseillers Martin de Bellefaye et son greffier, pour seconder les vues charitables de l'évêque, et pour s'entendre à ce sujet avec le prévôt de Paris. Le Parlement rendit une ordon-

nance qui fut publiée dans les rues et carrefours, et qui renfermait la police concernant
la maladie nouvelle. Cette police avait été
discutée, en présence de l'évêque de Paris,
par plusieurs *grands et notables personnages de tous estatz.* Les étrangers, tant
hommes que femmes, malades de la grosse
vérole, devaient sortir de la ville, vingt-
quatre heures après la publication de l'ordonnance, sous peine de la hart: qu'ils retour-
nassent, soit dans leur pays natal, soit dans
l'endroit où ils faisaient leur résidence
quand la maladie les avait attaqués. Pour
faciliter leur prompt départ, on délivrerait
à chacun d'eux, lorsqu'ils sortiraient par les
portes Saint-Denis ou Saint-Jacques, la
somme de 4 sols parisis, en prenant leur
nom par écrit et en leur faisant défense de
rentrer dans la ville, avant leur guérison.
Quant aux malades qui résidaient ou de-
meuraient à Paris lorsqu'ils avaient été
atteints de la maladie, injonction leur était
faite de se retirer dans leurs maisons, « sans
plus aller par la ville, de jour et de nuit, »
sous peine de la hart. Si ces malades, relé-

güés dans leur domicile, étaient pauvres et
indigents, ils pouvaient se recommander
aux curés et marguilliers de leurs paroisses,
qui les pourvoiraient de vivres. Au contraire, les malades, qui n'auraient pas
d'asile, étaient sommés de se retirer au
faubourg de Saint-Germain-des-Prés, où
une maison avait été louée et disposée pour
leur servir d'hôpital. D'autres *demourances*
seraient préparées ailleurs pour les pauvres
femmes malades, qui étaient moins nombreuses que les hommes, mais qui par
honte cachaient sans doute aussi longtemps
que possible leur état de santé. On pré-
voyait déjà que l'hospice provisoire de
Saint-Germain-des-Prés ne suffirait pas, à
cause de l'augmentation du nombre des
malades, et l'on promettait d'y adjoindre
des granges et autres lieux voisins de cet
hospice, afin de recevoir tous les pauvres
qui se présenteraient pour se faire panser.
Les dépenses pour ses nouvelles maladreries étaient à la charge de la ville, dans
laquelle on ferait des quêtes et où l'on
établirait au besoin un impôt spécial. Deux

agents comptables devaient être placés, l'un à la porte Saint-Jacques, l'autre à la porte Saint-Denis, pour délivrer les 4 sols parisis et pour inscrire les noms de ceux qui toucheraient cette indemnité, en sortant de la ville; des surveillants seraient placés à toutes les portes de Paris, pour que les malades n'y rentrassent pas *apertement* ou *secrètement*. L'article le plus important de l'ordonnance est le huitième, ainsi conçu : « Item, sera ordonné par le Prévost de Paris, aux examinateurs et sergents, que, ès quartiers dont ils ont la charge, ils ne souffrent et permettent aucuns d'iceulx malades aller, converser ou communiquer parmi la ville. Et où ils en trouveront aucuns, ils les mettent hors d'icelle ville, ou les envoient et mènent en prison, pour estre pugnis corporellement, selon ladite ordonnance. »

Cet article prouve que la grosse vérole était regardée comme une sorte de peste, et que, dès cette époque, on avait organisé dans Paris un service de santé avec des *examinateurs* et des *sergents*, attachés à

chaque quartier de la ville, et chargés de
faire observer rigoureusement les règlements sanitaires. Cependant, on ne croyait
pas à l'infection de l'air durant le règne de
la maladie, puisque les malades sont autorisés à rester dans la ville, pourvu qu'ils
soient enfermés chez eux. Il est probable
que les maisons où logeaient des malades
étaient signalées à l'attention publique par
quelque signe extérieur, tel qu'une botte de
paille suspendue à une des fenêtres, ou bien
une croix de bois noir clouée à la porte.
Une désignation de ce genre fut du moins
exigée de ceux qui habiteraient des maisons
infectées de peste, par une ordonnance du
prévôt de Paris, en date du 16 novembre
1510. Quoique cette ordonnance et celles
d'une date postérieure, relatives aux épidémies, ne prescrivent aucune mesure de
prudence à l'égard des lieux de débauche,
il est certain qu'on les faisait évacuer et
qu'on en scellait la porte jusqu'à ce que la
santé publique fût améliorée. Il en était de
même des étuves, qu'on fermait pendant
toute la durée de la contagion. Dans le

cours du printemps de 1497, le nombre des malades de la grosse vérole s'accrut considérablement, selon les prévisions du bon évêque. « Le vendredi 5 mai, la Cour de Parlement prélevoit une somme de 60 livres parisis (environ 300 fr. de notre monnaie) sur le fonds des amendes, et faisoit remettre cette somme à sire Nicolas Potier et autres, commis touchant le faict des malades de Naples, pour icelle somme estre employée ès affaires et necessitez desdits malades.» Les registres du Parlement, où nous trouvons ce fait consigné, mentionnent aussi, à la date du 27 mai de la même année, des *remontrances* que l'évêque de Paris adressa derechef à Messieurs, pour leur demander une *aumône en pitié,* attendu que, si, des malades reçus dans l'hospice du faubourg Saint-Germain, « y en avoit de garis en bien grant nombre, » les autres souffraient de cruelles privations, car « l'argent estoit failly et y faisoit l'on de petites aumosnes pour le présent. » Le greffier de la Cour offrit de consacrer à ces *œuvres pitéables* quinze ou seize écus (environ

200 fr.), qui étaient déposés au greffe au moins depuis dix ans, et qu'on n'avait jamais réclamés. La Cour ordonna de remettre cette somme à l'évêque. Ce document prouve que la charité publique commençait à se lasser, probablement parce que la cause ordinaire de la maladie n'était pas faite pour édifier les bonnes âmes. Quant aux malades guéris, il est à présumer que ce n'étaient point de véritables vénériens, et que bien des mendiants s'étaient fait passer pour malades sans l'être afin de participer au bénéfice des 4 sols parisis.

En effet, les espérances qu'on aurait pu concevoir d'après la lettre de l'évêque au Parlement, ne se réalisèrent pas, et les nombreuses guérisons que cette lettre annonçait amenèrent un surcroît de malades. La population saine de Paris s'effraya et demanda hautement l'expulsion de ces étranges pestiférés, qui faisaient horreur à voir. Le prévôt de Paris se rendit à ces réclamations unanimes, et il fit crier à son de trompe l'ordonnance suivante (regist. bleu du Châtelet, fol. 3) : « Combien que par cy devant ait été publié, crié et ordonné à son de trompe et cry public, par les carrefours de Paris, à ce qu'aucun n'en peut prétendre cause d'ignorance : que tous les malades de la grosse vérole vuidassent incontinent hors la ville et s'en allassent, les étrangers ès lieux dont ils sont natifs; et les autres vuidassent hors la ville, sur peine de la hart : néanmoins, lesdits malades, en contemnant lesdits crys, sont retournez de toutes parts et conversent parmi la ville avec les personnes saines, qui est chose dangereuse pour le peuple et la seigneurie qui à présent est à Paris. L'on défend derechef, de par le roy et monsieur le Prévost de Paris, à tous lesdits malades de ladite maladie, tant hommes que femmes, que incontinent après ce présent cry, ils vuident et se départent de ladite ville et forsbourgs de Paris, et s'en voisent (s'en aillent), savoir lesdits forains faire leur résidence ès pays et lieux dont ils sont natifs, et les autres hors ladite ville et forsbourgs, sur peine d'estre jectez en la rivière, s'ils y sont prins, le jourd'hui passé. Enjoint l'on à tous commissaires, quarteniers et sergents, prendre ou faire prendre ceulx qui seront trouvez, pour en faire exécution. Fait le lundy 25ᵉ jour de juin l'an 1498. » Cette ordonnance, qui n'admettait ni excuse, ni délai, ni exception, avait été motivée par la présence à Paris de toute la noblesse (*seigneurie*), qui venait offrir ses hommages au nouveau roi Louis XII, et qui s'effrayait de la rencontre des malades, que l'on avait bien de la peine à retenir dans leurs maisons; car leur mal, si horrible qu'il fût, ne les empêchait pas de se donner du mouvement et de l'air. On avait fermé les yeux sur les infractions aux lois de police, quand ces malades étaient des bourgeois aisés et bien apparentés, mais leur aspect avait de quoi faire détester la ville à quiconque les voyait apparaître comme des pourritures vivantes: « Ce n'étoient qu'ulcères sur eux, dit Sauval en s'appropriant les expressions de Fernel, et qu'on auroit pris pour du gland, à en juger par la grosseur et par la couleur, d'où sortoit une boue vilaine et infecte

qui faisoit bondir le cœur; ils avoient le
visage haut, d'un noir verdâtre, d'ailleurs
si couvert de plaies, de cicatrices et de
pustules, qu'il ne se peut rien voir de plus
hideux. » (*Antiq. de Paris*, t. III, p. 27.)
Le savant Fernel, qui vivait à la fin du
seizième siècle, ajoute que cette première
maladie vénérienne ressemblait si peu à
celle de son temps, qu'on a peine à croire
que ce fût la même. « Icelle maladie, disait
en 1539 l'auteur pseudonyme du *Triumphe
de très-haulte et très-puissante dame Vérole*,
a remis beaucoup de sa férocité et aigreur
première, et n'en sont les peuples si tra-
vaillez, qu'ils souloient. »

L'arrêt du Parlement du 6 mars 1497
(sa date est de l'année 1496, suivant le
calendrier pascal) ne permet pas de douter
que le mal de Naples ait régné dans tout
le royaume depuis l'année 1494, mais on
n'a pas encore recherché l'époque de l'invasion dans chaque province et dans
chaque ville. Les archives municipales et
consulaires fourniraient des documents pré-
cis à cet égard. Astruc, dans son grand

traité monographique, a cité seulement
deux faits qui constatent l'introduction du
mal de Naples à Romans en Dauphiné et
au Puy en Velay, dans l'année 1496 : « La
maladie de *las bubas*, disent les registres
de l'université de Manosque, a été apportée
cette année par certains soldats de Romans
en Dauphiné, qui étaient au service du roy
et de l'illustrissime duc d'Orléans, dans la
ville, leur patrie, qui étoit encore saine et
qui ne connoissoit point cette sorte de maladie, laquelle ne régnoit point encore dans
la Provence. » Dans une chronique inédite
de la ville du Puy en Velay, l'auteur,
Estèves de Mèges, bourgeois de cette ville,
rapporte que la grosse vérole a paru, pour
la première fois au Puy, dans le cours de
l'année 1496. L'extrait des registres de
Manosque est très précieux en ce qu'il sert
à prouver que l'armée de Charles VIII, au
retour de l'expédition de Naples, était
infectée de la nouvelle maladie, et, en effet,
cette maladie s'est manifestée, en l'année
1495, sur toute la route que parcouraient
les débris de cette armée, qui rentrait en

France, par bandes désorganisées, après la bataille de Fornoue. Les soldats qui apportèrent le mal de Naples à Romans avaient fait partie sans doute de l'arrière-garde, qui s'enferma dans Novare avec le duc d'Orléans, et qui y soutint un siège mémorable pendant plusieurs mois. Depuis l'époque où Astruc recueillait les matériaux de son encyclopédie des maladies véné-riennes, une étude plus consciencieuse des archives municipales, sur tous les points de la France, a permis de constater que le mal de Naples s'était étendu de ville en ville et jusqu'au fond des plus petits ha-meaux dès l'année 1494, ce qui s'accorde avec l'arrêt du parlement de Paris, où il est dit, à la date du 6 mars 1497, que « la grosse vérole a eu grant cours en ce royaume, puis deux ans en çà (c'est-à-dire en 1495 et 1496). » Dans les grandes villes seulement, à l'exemple de Paris, on usa de rigueur contre les malades, on les chassa en les menaçant du fouet ou de la potence; mais, ailleurs, on se contenta de les éviter et de les fuir, on les laissa mourir en paix.

Nous ne croyons pas, comme l'assure plus
d'un contemporain, que la vingtième partie
de la population fut enlevée par l'épidémie,
en France et en Europe; mais, comme
l'écrivait Antoine Coccius Sabellicus en
1502 : « Peu des gens en moururent, eu
égard au grand nombre des malades, mais
beaucoup moins de malades s'en guérirent.»
Ulric de Hutten, qui s'était cru guéri et
succomba aux progrès latents du mal à l'âge
de trente-six ans, disait lui-même que, sur
cent malades, à peine en guérissait-on un
seul, et encore retombait-il le plus souvent
dans un état pire que le premier (*De Morbi
gall. curatione*, cap. 4.). Car la vie était
plus affreuse que la mort, pour ces malheureux, qui n'avaient pas droit de vivre dans
la société de leurs semblables, et qui ne
trouvaient ni remède physique ni soulagement moral à leurs atroces souffrances.

Dans les premiers temps de l'apparition
du mal de Naples, on peut dire qu'il ne fut
traité nulle part selon les règles de l'art; les
médecins s'abstenaient presque partout, en
déclarant, à l'instar de Barthélemi Monta-

gnana, professeur de médecine à la Faculté
de Padoue, que ce mal était inconnu à Hip-
pocrate, à Galien, à Avicenne et autres
anciens médecins; ils avaient, d'ailleurs,
un préjugé d'aversion insurmontable contre
la lèpre, à laquelle survivait la syphilis. En
outre, ce mal honteux semblait se concen-
trer dans la classe abjecte, qui couvrait tant
de vilaines infirmités dans son sein, et il
n'y aurait eu que peu d'avantages à retirer
du traitement de ces infirmités, nées du
vice, de la misère et de la crapule. « Dans
la cure des maladies, disaient-ils en se
drapant dans leur majesté doctorale, la
première indication devant être prise de
l'essence même de la maladie, on ne pouvait tirer aucun indice d'un mal qui était
absolument inconnu. » Les médecins français se montrèrent plus indifférents ou plus
ignorants encore que ceux d'Allemagne et
d'Italie : ils abandonnèrent entièrement
aux charlatans de toute espèce la *curation*
de ce mal qui leur semblait un problème
insoluble. Ce fut cette désertion générale
des hommes de l'art, qui fit intervenir une

foule d'intrus dans le traitement vénérien ;
après les barbiers et les apothicaires, on
vit les étuvistes, les baigneurs, les cordon-
niers et les savetiers se changer en opérateurs. De là, tant de drogues diverses, tant
de méthodes différentes, tant d'essais infruc-
tueux, tant de procédés ridicules, avant
qu'on osât employer le mercure ou vif-
argent, avant qu'on eût connaissance des
vertus du bois de gaïac. La saignée, les
lavements, les emplâtres, les purgatifs,
les tisanes jouaient leur rôle plus ou moins
neutre, comme dans la plupart des maladies; mais les frictions, les bains et les
sudorifiques réussissaient mieux, du moins
en apparence. « Le meilleur moyen que
j'ai trouvé de guérir les douleurs et même
les pustules, écrivait Gaspard Torrella, qui
avait expérimenté en France cette médication anodine, c'est de faire suer le malade
dans un four chaud ou du moins dans une
étuve, pendant quinze jours de suite, à
jeun. » On faisait aussi, en France, un prodigieux usage de la panacée qu'on prétendait tirer de la vipère : vin où on avait

laissé mourir et infuser des vipères; bouillon de vipères; chair de vipère, bouillie ou rôtie; décoction de vipères, etc. Ce furent les chirurgiens qui se servirent du mercure pour obtenir un traitement énergique contre un mal qu'on voyait résister à tout. Le succès répondit à leur hardiesse, mais l'ignorance ou l'imprudence des opérateurs, qui usèrent du mercure à forte dose, occasionna des accidents terribles, et plusieurs malades, qui ne fussent pas morts de la maladie, moururent du remède. Gaspard Torrella attribue aux effets du mercure la mort du cardinal de Segorbe et d'Alphonse Borgia.

On chercha donc un remède moins dangereux et plus certain; on crut l'avoir trouvé, quand le hasard fit découvrir en Amérique les propriétés antisyphilitiques du bois de gaïac. Ulric de Hutten, qui avait éprouvé un des premiers la puissance de ce remède, raconte qu'un gentilhomme espagnol, trésorier d'une province de l'île de Saint-Domingue, étant fort malade du mal français, apprit d'un indigène le

remède qu'il fallait employer contre ce mal,
et apporta en Europe la recette qui lui avait
rendu la santé. Ulric de Hutten place en
1515 ou 1517 l'importation du gaïac en
Europe. Ce fait est rapporté différemment,
d'après les traditions locales, dans les notes
des curieux Voyages de Jérôme Benzoni
(édit. de Francfort, 1594) : « Un Espagnol,
qui avoit pris la vérole avec une concubine
indienne et qui souffroit de cruelles douleurs, ayant bu de l'eau de gaïac que lui
donna un serviteur indien qui faisoit le
médecin, fut non-seulement délivré de ses
douleurs, mais encore parfaitement guéri. »
Depuis cette époque (1515 à 1517), on
publia, par toute l'Europe, que le mal de
Naples pouvait enfin se guérir avec une
drogue que fournissait l'Amérique, et dès
lors le peuple, qui fait d'étranges confu-
sions dans ses chroniques orales, se per-
suada que le remède et le mal devaient être
originaires du même pays. Les noms de
mal de Naples et de *mal français* ne pouvaient survivre longtemps à cette préoccu-
pation qui mettait le berceau du mal auprès

de l'arbre qui le guérissait ; les noms de *grosse vérole* et de *vérole*, par excellence, prévalurent, pour restituer à l'Amérique ce qu'on pensait lui appartenir. Les premières cures dues à l'usage du bois de gaïac furent merveilleuses. Nicolas Poll, médecin de Charles-Quint, affirme que trois mille malades désespérés furent guéris presque à la fois, sous ses yeux, grâce à la décoction de gaïac, et que leur guérison ressemblait à une résurrection. Le grand Érasme, qui avait été attaqué d'une syphilis terrible avec douleurs frénétiques, exostoses, ulcères et carie des os, après avoir essayé onze fois le traitement mercuriel, fut radicalement guéri par le bois de gaïac, au bout de trente jours. Ce bois de gaïac fut donc reçu comme un bienfait du ciel, mais on ne tarda pas à s'apercevoir que ce bienfait avait aussi de graves inconvénients : aux accidents vénériens succédait souvent une consomption mortelle.

Néanmoins le bois de gaïac conserva de nombreux partisans jusqu'à ce qu'il fût détrôné par un autre bois provenant aussi

de l'Amérique, et nommé par les naturels
du pays *hoaxacan*, que les Européens appelèrent *bois saint* (*sanctum lignum*). Le
dernier remède eut plus de vogue en France
que partout ailleurs ; et, pendant une partie
du XVIᵉ siècle, on fit une immense consom-
mation de ce bois aromatique, qui justifia
fréquemment son bienheureux nom par des
cures extraordinaires. On faisait infuser
pendant vingt-quatre heures une livre de
saint bois coupé en morceaux ou râpé ; la
décoction se prenait à jeun, quinze ou
trente jours de suite, et procurait des sueurs
abondantes qui diminuaient l'âcreté du mal
et l'entraînaient quelquefois avec elles. Les
médecins français ont écrit plusieurs traités
sur l'efficacité du gaïac et du bois saint ; ils
en parlent avec une sorte de respect et de
pieuse admiration, mais ils ne font d'ailleurs que répéter les éloges qu'Ulric de
Hutten, en Allemagne, et François Del-
gado, en Italie, avaient accordés les premiers à ce merveilleux spécifique, en re-
connaissance de leur guérison. « O saint
bois ! disait dans ses oraisons un patient

qui se trouvait soulagé, sinon guéri, par
les heureux effets de ce médicament, ô saint
bois! n'es-tu pas au propre le bois bénit de
la croix du bon larron! »

La guérison obtenue par le saint bois ou
par le gaïac n'était pourtant pas si radicale,
que les traces de la maladie disparussent
tout à fait : on reconnaissait à des signes
trop certains les infortunés qui avaient
échappé à l'action aiguë du mal, sans pouvoir se soustraire à son travail incessant et
mystérieux. Voici le sombre tableau que
fait de ces prétendus convalescents l'auteur
anonyme : *Triumphe de la très-haulte et
très-puissante dame Vérole* : « Les uns
boutonnants, les autres refonduz et en-
graissez, les autres pleins de fistules lachri-
mantes, les autres tout courbez de gouttes
nouées. » Le même auteur, qui s'efforçait
d'enseigner la continence et la sagesse à
ses lecteurs en leur offrant « l'exemple des
malheureux qui tombent par leur luxure
dissolue aux accidents des susdits, » leur
représente ainsi les préliminaires non moins
effrayants du mal de Naples : « Les aultres

estant encore aux faulxbourgs de la vérole,
bien chargez de chancres, pourreaux, filets,
chauldes-pisses, bosses chancreuses, carno-
sitez superflues et aultres menues drogues,
que l'on acquiert et amasse au service de
dame Paillardise. » Longtemps avant que
ce singulier ouvrage eût été publié à Lyon
(1539) sous le pseudonyme de Martin Dorchesino, la poésie française s'était emparée
de ce lamentable sujet, que Jérôme Fracastor devait célébrer dans son beau poème
virgilien et vénérien, qui porte le nom de
la maladie elle-même (*Syphilis sive morbus
gallicus*). Jean Droyn, d'Amiens, bachelier
ès lois, poète connu par deux poèmes mo-
raux et chrétiens, *la Nef des fols du monde*
et *la Vie des Trois Maries*, composa une
ballade en l'honneur de la grosse vérole, et
cette ballade, après avoir fait le tour de la
France avec la maladie nouvelle, fut impri-
mée à Lyon, en 1512, à la fin des poésies
morales du frère Guillaume Alexis, moine
de Lyre et prieur de Bussy. La ballade de
maître Jean Droyn est fort curieuse en ce
qu'elle accuse la Prostitution d'avoir ré-

pandu en France le mal de Naples, que le
poète met sur la conscience des Lombards.
D'où l'on peut conclure que les guerres de
Louis XII en Italie avaient été encore plus
funestes à la santé de ses sujets, que la première expédition de Charles VIII. Nous
croyons que la citation de cette pièce de
vers ne sera pas déplacée ici, comme
un monument de la joyeuse philosophie
de nos ancêtres en matière de peste et de
plaisir :

> Plaisants mignons, gorriers, esperrucats,
> Pensez à vous, amendez votre cas,
> Craignez les troux, car ils sont dangereux,
> Gentilshommes, bourgeois et advocats,
> Qui despendez ecus, salus, ducas,
> Faisant bancquetz, esbattement et jeux,
> Ayez resgard que c'est d'estre amoureux,
> Et le mettez en vostre protocole,
> Car, pour hanter souvent en obscurs lieux,
> S'est engendrée ceste grosse vérole.
>
> Menez amours sagement, par compas :
> Quand ce viendra à prendre le repas,

Veüe ayez nette devant les yeux,
Fuyez soussi et demenez soulas,
Et de gaudir jamais ne soyez las,
En acquerant hault renom vertueux.
Gardez vous bien de hanter gens rongneux,
Ne gens d'espitz, qui sont de haulte colle;
Car, pour bouter sa lance en aulcun creux,
S'est engendrée ceste grosse vérole.

Hantez mignones qui portent grans estas,
Mais gardez-vous de monter sur le tas
Sans chandelle ; ne soyez point honteux,
Fouillez, jettez, regardez hault et bas,
Et, en après, prenez tous vos esbats ;
Faites ainsi que gens aventureux,
Comme dient un grant tas de baveux,
Soyez lettrez sans aller à l'eschole,
Car, par Lombards soubtils et cauteleux,
S'est engendrée ceste grosse vérole.

ENVOI :

Prince, sachez que Job fut vertueux,
Mais si fut-il rongneux et grateleux
Nous lui prions qu'il nous garde et console.
Pour corriger mondains luxurieux,
S'est engendrée ceste grosse vérole.

Suivant les règles poétiques de la ballade française, ces trois strophes symétriques devaient se terminer par un *envoi* de cinq vers, adressés à un *prince;* nous serions en peine de dire à quel prince fut envoyée la ballade de Droyn, et nous pensons que pas un prince, à cette époque, si austère qu'il fût, n'aurait protesté contre un pareil envoi, d'autant mieux que les nombreux traités médicaux, qu'on faisait paraître alors sur le mal vénérien, étaient dédiés à des cardinaux, à des évêques et aux plus augustes personnages. Mais nous trouverions matière à d'autres observations historiques en examinant cette ballade, qui est certainement la plus ancienne poésie que le mal de Naples ait inspirée à un Français : nous y verrions, par exemple, que le mal se trahissait toujours à quelque signe extérieur, et que les malades portaient quelque part le stigmate de leur souillure; nous y verrions, en outre, que, dans l'opinion des *mondains luxurieux,* cette espèce de *rogne* obscène s'engendrait par conjonction charnelle, etc. Il est étonnant de rencontrer tant de jus-

tesse d'observation chez un poète, à cette
époque où les médecins, eux, croyaient à
la propagation du mal par l'air et par le
simple contact : le préjugé, à cet égard,
était encore mieux établi dans le peuple,
qui assimilait, en son bon sens, la *grosse
vérole* avec la lèpre, la fille avec la mère.
Deux siècles plus tard, l'abbé de Saint-
Martin, qui fut la vivante expression de
tous les préjugés populaires, répétait naïvement ce qu'il avait ouï dire par sa nourrice,
et ce dont il rendait responsable son ami
Jean de Lorme, premier médecin du roi :
« Il est à remarquer que le verolle se gaigne
en touchant une personne qui l'a, en cou-
chant avec un verollé, en marchant pieds
nus sur son crachat et en bien d'autres ma-
nières. » (*Moyens faciles et éprouvez dont
M. de Lorme, premier médecin et ordinaire
de trois de nos roys....., s'est servy pour
vivre près de cent ans.* Caen, 1682, in-12,
p. 341.)

Jean Droyn ne fut pas le seul poète français qui chanta le mal de Naples avant
Frascator. Jean Lemaire de Belges, l'ami

de Clément Marot et de François Rabelais, historiographe et poète *indiciacré* de Marguerite d'Autriche, traduisit en *rimes* un conte intitulé *Cupido et Atropos*, que Séraphino avait publié en vers italiens, sur les étranges et hideux effets de cette contagion née du plaisir ; il ajoute au conte original deux autres *comptes* de son *invention*, également allégoriques et consacrés au différend de l'Amour et de la Mort. Nous empruntons à l'œuvre de Jean Lemaire, qui parut en 1520, un portrait vigoureusement tracé des ravages de la maladie chez ceux qui en étaient atteints :

> Mais, en la fin, quand le venin fut meur,
> Il leur naissoit de gros boutons sans fleur,
> Si très hideux, si laids et si énormes,
> Qu'on ne vit onc visages si difformes,
> N'onc ne receut si très mortelle injure
> Nature humaine en sa belle figure.
> Au front, au col, au menton et au nez,
> Onc on ne vit tant de gens boutonnez,
> Et qui pis est, ce venin tant nuisible,
> Alloit chercher les veines et artères,

Et leur causoit si estranges mystères,
Dangier, douleur de passion et goutte,
Qu'on n'y sçavoit remède, somme toutte,
Hors de crier, souspirer, lamenter,
Plorer et plaindre et mort souhaiter.

Jean Lemaire, qui fut, comme poète, le précurseur élégant de Clément Marot, son élève, fait entrer dans ses vers, souvent bien tournés, la nomenclature omnilingue de cette vilaine *gorre*, que les beaux esprits du temps appelaient le *souvenir*, en mémoire de la conquête de Naples où l'armée des Français l'avait prise. Les trois contes allégoriques de Cupidon et d'Atropos furent réimprimés en 1539, en tête du *Triumphe de très-haulte et très-puissante dame Vérole, royne du Puy d'amours*. Ce *Triomphe* n'est autre qu'une série de 34 figures en bois, représentant les principaux accessoires du mal de Naples et de son traitement : ici, Vénus, la Volupté, Cupidon; là, les médecins ou *refondeurs*, la diète, etc.. Ces figures, composées et exécutées dans le goût d'une danse macabre, sont accompagnées de rondeaux et de dixains et huitains très savamment versifiés ; tellement, que l'auteur, Martin Dorchesino, pourrait bien n'être autre que Rabelais, dont l'esprit et le style ont un cachet si reconnaissable, et qui, vers la même époque, était fixé à Lyon, où il pratiquait la médecine, et composait de joyeuses chroniques au profit des *pauvres goutteux et vérolés très précieux*.

Martin Dorchesino ou d'Orchesino, qui se qualifie *inventeur des menus plaisirs honnêtes*, faisait dire au héraut d'armes du *Triumphe* publié en 1539, à Lyon, chez François Juste, libraire, *devant Nostre-Dame de Confort* :

Sortez, saillez des limbes ténébreux,
Des fournaulx chauds et sepulchres umbreux,
Où, pour suer, de gris et verd on gresse
Tous verolez ! le goutte ne vous presse,
Nudz et vestuz, fault délaisser vos creux
         De toutes parts !

François Rabelais, qui se qualifie d'*abs-*

tracteur de quinte essence, avait dit, dans le prologue de son *Pantagruel*, publié pour la première fois en 1535, chez François Juste, qui fut aussi l'éditeur du *Triumphe* : « Que dirai-je des paovres verollez et goutteux? O quantes fois nous les avons veus, à l'heure qu'ilz estoient bien oingtz et engressez à point, et le visaige leur reluisoit comme la claveure d'un charnier, et les dents leur tressailloient comme font les marchettes d'un clavier d'orgues ou d'espinettes quand on joue dessus, et que le gosier leur escumoit comme à un verrat que les vaultres ont acculé entre les toilles : que faisoient-ils alors? Toute leur consolation n'estoit que d'ouïr lire quelque page dudit livre. Et en avons veu qui se donnoient à cent pipes de vieulx diables, en cas qu'ils n'eussent senti allègement manifeste à la lecture dudit livre, lorsqu'on les tenoit ès limbes, ni plus ni moins que les femmes estants en mal d'enfant, quand on leur list la vie de sainte Marguerite. » Ces passages, tirés de deux ouvrages différents que nous attribuons au même auteur, prou-

vent que les malades étaient nombreux à
Lyon dans la clientèle de Rabelais, et qui
les traitait, dans les *limbes*, par les frictions
mercurielles plutôt que par le gaïac et le bois
saint.

C'est dans le *Triumphe* que nous trouvons aussi le souvenir de l'épidémie vénérienne qui avait désolé la ville de Rouen et
la Normandie en 1527, et que Jacques de
Bethencourt avait traitée avec succès, en
n'employant que le mercure. « Verolle, la
belliqueuse emperière, dit Martin Dorchesino dans son Prologue, traîne après son
curre triumphal plusieurs grosses villes,
par force prinses et réduictes en sa sujec-
tion, mesmement la ville de Rouen, capitalle
de Normandie, où elle a bien faict des
siennes, comme l'on dict, et publié ses loix
et droits diffusement. » Cette invasion de
la maladie, qui se présentait cette fois avec
de nouveaux symptômes, puisque les enfants eux-mêmes en étaient attaqués, laissa
trace dans la langue proverbiale, où l'on
dit longtemps *vérole de Rouen*, pour dési-
gner la pire espèce et la plus rebelle aux

remèdes. On lit ces vers, au-dessous de l'image de la *Gorre de Rouen* :

> Sur toutes villes de renom
> Où l'on tient d'amour bonne guyse,
> Médieux Rouen porte le nom
> De veroller la marchandise.
> La fine fleur de paillardise,
> On la doit nommer mesbouen (maintenant) :
> Au Puy d'Amour prens ma devise :
> Je suis la Gorre de Rouen !

Rabelais, dans sa vieillesse, se rappelait encore, en écrivant son cinquième livre de *Pantagruel*, cette terrible *gorre* qu'il avait peut-être observée sur les lieux en 1527 ; car il cite parmi les choses impossibles, le fait d'un jeune abstracteur de quinte essence qui se vantait de « guarir les verollez, je dy de la bien fine, comme vous diriez de Rouen. » Un siècle plus tard, le proverbe avait survécu à l'épidémie, et Sorel, dans son roman de *Francion* (liv. X), attestait que « vérole de Rouen et crottes de Paris ne s'en vont jamais qu'avec la pièce. »

Quoique des personnages éminents et du plus honorable caractère aient été, on ne sait comment, victimes reconnues de cette maladie impudique, il est difficile de nier que la prostitution fût le principal intermédiaire de la contagion, et que les mauvais lieux servissent de foyer permanent à ses plus redoutables fléaux. La prostitution n'était nulle part réglementée sous le rapport sanitaire, et il faut descendre jusqu'en 1684, pour trouver une ordonnance qui semble avoir en vue la salubrité des établissements de débauche. On peut donc apprécier les fâcheux effets que cette insouciance de l'autorité ne manqua pas d'exercer sur la santé publique, car, en abandonnant aux hasards de leur incontinence les malheureux libertins, qui s'en allaient, pour ainsi dire, à la source du mal, on exposait à d'inévitables dangers les femmes légitimes de ces imprudents et leurs pauvres enfants, auxquels ils léguaient un virus héréditaire et incurable. Dans les commencements de l'épidémie, comme nous l'avons vu, on enfermait les malades dans des espèces de

ladreries, et on les expulsait des villes,
où leur présence seule passait pour contagieuse. Cette expulsion générale des *paovres vérolés* contribua nécessairement à
répandre l'infection dans les campagnes.

Mais quand l'expérience eut démontré
que le mal vénérien ne pouvait se gagner
que par le commerce charnel ou par quelque contact intime et immédiat, on ne vit
plus d'inconvénients à laisser séjourner
dans les villes et parmi les personnes saines ces tristes et honteuses infirmités, dont
l'aspect était fait pour effrayer le libertinage.
Il n'y a pas de date certaine qu'on puisse
attacher à ce changement d'opinion et de
police, vis-à-vis du mal de Naples et des
infortunés qui en étaient atteints. Dans les
registres du parlement de Paris, on lit, à la
date du 22 août 1505, un arrêt, qui autorise
à prendre sur le fonds des amendes la
somme nécessaire à la location d'une maison « pour y loger les verolez. » Cet arrêt,
le dernier qui fasse mention de ces hospices
temporaires, nous apprend que l'asile ouvert aux malades dans le faubourg Saint-

Germain n'était déjà plus suffisant On peut supposer que, peu d'années après, sous la garantie de la médecine, qui avait mieux étudié le principe des maux vénériens, on admit, indifféremment avec les autres malades, à l'Hôtel-Dieu, ceux qui avaient contracté à Paris, soit la grosse vérole, soit quelque teigne ou rogne syphilitique. On passa ainsi d'une extrémité à l'autre, et l'on tomba d'un excès dans un pire. A l'Hôtel-Dieu, les malades étaient couchés au nombre de quatre et même six dans le même lit : la syphilis en gâta un grand nombre, qui étaient entrés à l'hôpital fiévreux ou catarrheux, et qui en sortaient perclus et *courbassés* par le virus ou par le mercure. Cette catégorie de malades se multipliait donc, quoique le mal diminuât de gravité. L'Hôtel-Dieu de Paris ne fut bientôt plus assez vaste pour les contenir : il fallut songer à créer des hôpitaux spécialement destinés au traitement vénérien. Le premier hôpital fut établi en 1536, par arrêt du Parlement, sur le rapport des commissaires chargés de la police des pauvres. Deux

salles du grand hôpital de la Trinité reçu-
rent cette destination : la grande salle haute,
« où l'on a accoustumé de jouer farces et
jeux, » fut appliquée « à l'hébergement des
infectz et verollez ; la basse salle, à l'hébergement et retrait de ceux qui sont malades
de teignes, du mal que l'on dict *saint Main*,
saint Fiacre, et autres maladies contagieuses. »

Quelques mois après l'ouverture de cet
hospice, la place manquait pour y recueillir
tous les malades qui se présentaient. Le
Parlement, par arrêt du 3 mars 1537, ordonna aux marguilliers de l'église de Saint-
Eustache de consacrer l'hôpital de la paroisse au logement des « pauvres malades vérollez et des maladies que l'on
dict de saint Main, saint Fiacre et autres
de cette qualité contagieuses. » Mais
il n'y avait pas encore à Paris, malgré
ces fondations, un hôpital exclusivement réservé à la maladie vénérienne,
tandis que la ville de Toulouse en possé-
dait un, depuis l'année 1528, appelé dans
le langage du pays l'*houspital das Ro-*

gnousés de la rongno de Naples. (Voy. les
Mém. de l'hist. du Languedoc, par Guill.
de Catel, p. 237.) A mesure qu'on ouvrait
de nouveaux refuges aux *pauvres malades
de vérole,* on constatait de la sorte les ravages du mal dans les classes inférieures,
et surtout parmi les vagabonds : l'humanité
conseilla d'aviser au soulagement de cette
multitude souffrante, en délivrant de la vue
et du contact de ces malades les gens sains
et les honnêtes gens. On fit partout des hôpitaux, et on y accumula comme dans des
prisons tous les pauvres qu'on jugeait affligés de maladies contagieuses. On commençait à se repentir d'avoir supprimé trop
légèrement les mesures de police relatives
aux lépreux et aux vérolés; on s'aperçut
un peu tard que la différence n'était peut-
être pas si grande entre ces deux sortes de
malades, et l'on eut la pensée de reconsti-
tuer l'ancien régime des léproseries. Ce fut
dans cette pensée qu'on organisa, pour les
povres vérollez, à Paris, le grand hôpital de
Saint-Nicolas, près de la Bièvre, sur la paroisse de Saint-Nicolas-du-Chardonnet.

Mais les ressources de cet hôpital n'avaient
pas été calculées d'après l'accroissement
journalier du nombre des malades, et ce
nombre s'élevait à 660, en 1540; le *linge et
autres choses nécessaires*, que les maîtres et
gouverneurs de l'Hôtel-Dieu étaient tenus
de leur fournir, vinrent à manquer tout à
fait. Le Parlement de Paris eut pitié de ces
malades, *qui estoient en grosse nécessité;* il
cita devant lui les maîtres et gouverneurs
de l'Hôtel-Dieu, et les somma de pourvoir
aux besoins de l'hôpital de Saint-Nicolas.
(Voy. les *Preuves de l'Hist. de Paris,* de
Félibien et Lobineau, t. IV, p. 689 et 697.)

Cet hôpital prit le nom d'*hôpital de Lourcines,* et on y envoyait tous les *vérollez* qui
se présentaient au Bureau des pauvres et à
l'Hôtel-Dieu de Paris, où jusqu'alors ils
étaient « couchez au mesme lit que ceux
qui ne sont atteints de cette maladie. »
Telle fut l'origine de l'hôpital des Vénériens,
et un arrêt du Parlement, en date du 25 septembre 1559, nous apprend que M. Pierre
Galandius « naguere souloit tenir » ledit
hôpital de Lourcines, où l'on nourrissait,

logeait, pansait et médicamentait les *gens
verolés*. (*Preuves de l'Hist. de Paris*, t. IV,
p. 788.) En même temps qu'on cherchait
à mettre en charte privée tous les malades
de cette espèce, on s'occupait de faire rentrer dans les maladreries ou léproseries les
lépreux errants, qui n'avaient que trop con-
tribué à corrompre la santé publique, en
vivant librement au milieu de la population
saine. François 1ᵉʳ, par une ordonnance du
19 décembre 1543, voulut *remédier au
grand désordre* de ces léproseries, et il es-
saya d'y faire renfermer, comme autrefois,
les lépreux qui mendiaient et *cliquetaient*
par les villes et villages. Il était trop tard
pour restituer au domaine de l'État les biens
appartenant à la charité publique, mais en-
vahis et accaparés depuis plus d'un siècle
par des particuliers; d'ailleurs, à quoi bon
des léproseries, quand il n'y avait plus de
lépreux? En effet, même les porteurs de
cliquettes et de barils, ce n'étaient que vénériens récents ou invétérés. Lèpre et vérole
avaient fait cause commune : si bien
qu'Henri IV, par un édit de 1606, attribua

ce qui restait des léproseries « à l'entrete-
nement des pauvres gentilshommes et soldats estropiez. » Mais on ne voit pas
qu'Henri IV, malade des suites d'une gonorrhée virulente, qui le fit souffrir pendant
plus de dix ans, ait considéré la grosse vérole comme l'héritière naturelle de la lèpre,
et lui ait assigné quelques revenus pour
soigner ses malades. A cette époque, tous
les syphilitiques n'étaient pas dans les
hôpitaux, et l'on peut dire que la prostitution, qui peuplait les cours des Miracles, se
chargeait aussi de les dépeupler, en y ra-
vivant sans cesse l'ancien virus de la lèpre
et le nouveau virus de la grosse vérole.

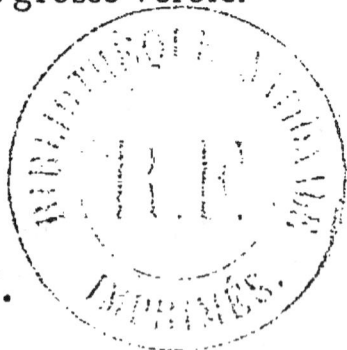

FIN.

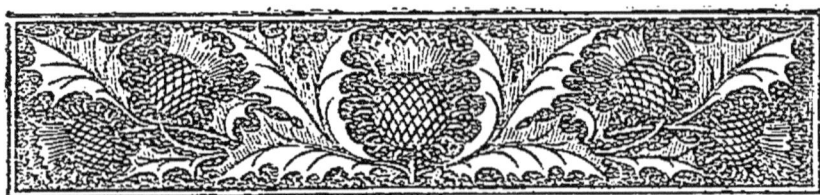

TABLE DES MATIÈRES

à Rome par Cneius Manlius.—Le *morbus indecens*. — La plupart des médecins étaient des esclaves et des affranchis. – Pourquoi, dans l'antiquité. les maladies vénériennes sont entourées de mystère. — L'existence de ces maladies constatée dans le *Traité médical* de Celse. — Leur description. — Leurs curations. — Manuscrit du XIIIe siècle décrivant les affections de la syphilis. — Apparition de l'*éléphantiasis* à Rome. — Asclépiade de Bithynie. — T. Aufidius. — Musa, médecin d'Auguste.—Mégès de Sidon. — Description effrayante de l'éléphantiasis, d'après Arétée de Capadoce. — Son analogie avec la syphilis du XVe siècle. — Le *campanus morbus* ou mal de Campanie. — *Spinturnicium*. — Les *fics*, les *marisques* et les *chies*. — La *Familia ficosa*. — La *rubigo*. — Le *satyriasis* — Junon *Fluonia*. — Dissertations sur l'origine des mots : *ancunnuentæ, bubonium, imbubinat* et *imbulbitat*. — Les *clozomènes*. — Des maladies nationales apportées à Rome par les étrangers. — Les médecins grecs. — Vettius Vales. — Themison. — Thessalus de Tralles. — Soranus d'Ephèse. — Les empiriques, les antidotaires et les pharmacopoles. — Ménécrate. — Servilius Damocrate. — Asclépiade Pharmacion.—Apollonius de Pergame. — Criton. —Andromachus et Dioscoride. — Les médecins pneumatistes. — Galien et Oribase. — Archigène. — Hérodote. — Léonidas d'Alexandrie. — Les *archiatres*. — *Archiatri pallatini* et *archiatri*

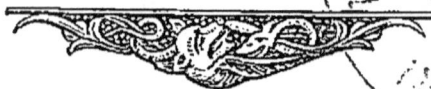

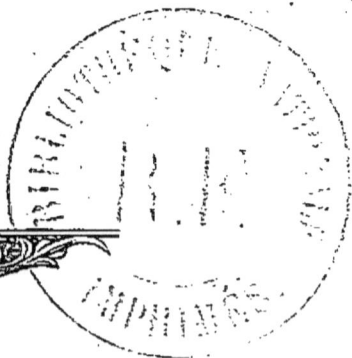

www.ingramcontent.com/pod-product-compliance
Lightning Source LLC
Chambersburg PA
CBHW072305210326
41519CB00057B/2750